梅方久仁子 [著]

医療・看護の資格と仕事

やりたい仕事がわかる本

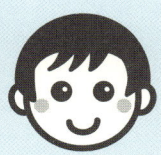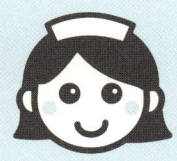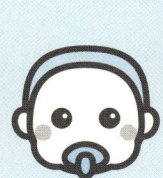

技術評論社

■ **本書の表記について**
「害」という字のイメージの悪さなどから、「障害者」を「障がい者」と表記する動きがあります。本書でもそれにならおうと考えましたが、法律で定められた名称を勝手に変更することはできません。さまざまな表記の混在を避けるため、法律上の表記に従って、あえて「障害者」の表記で統一していることをお断りします。

※本書の内容は2014年7月現在の情報をもとにしています。

はじめに

　病院に行くと、さまざまな人が働いています。たいていの人は自信ありげにてきぱきと動き回っていて、とてもかっこよく見えます。そんな姿を見て、お医者さんや看護師さんにあこがれたことがある人は、多いでしょう。でも、実際にどんな人が、どんなことをやっているのか、どうやったらなれるのかは、案外知られていないようです。

　実は医療関連の仕事は非常に種類が多く、医師や看護師以外にも、いろいろな資格を持つ専門家たちがさまざまな部門で働いています。もし、あなたが「医学部なんてとても無理」「興味はあるけど、看護師には向いてなさそう」などと思っているのなら、ほかの職種を考えてみてはどうでしょう。

　医療に関わる仕事の大半は、まず仕事に就くために国家資格が必要です。本書は、医療系の仕事にはどんな資格や仕事があり、どうやったらなれるのかを、ていねいに解説しています。国家資格以外にも、医療に関連する周辺分野の資格をできるだけ詳しく紹介しました。中には、きっとあなたにピッタリの仕事があることでしょう。

　医療の仕事は勉強は大変ですが、いったん資格を取れば安定した職を得やすく、転職してもキャリアが評価されます。また、責任はあるものの、人の役に立ち、喜ばれ、やりがいがある仕事です。一生の職業としては、とても魅力的と言えるでしょう。さあ、あなたも医療の仕事を目指してみませんか。

著者

●医療・看護の資格と仕事 やりたい仕事がわかる本——もくじ

第1章 医療を仕事にするための基礎知識

1-1 医療の仕事とは — 10
やりがいは大きいが、責任は重い — 10
働く意志があれば、仕事を見つけやすい — 12
これからの医療はどうなる？ — 14

Interview 01
「自分を必要としてもらえて、よかった」 — 16

1-2 勤務時間や収入は？ — 20
職場によって、働き方は変わる — 20
勤務時間が不規則なことも — 22
収入は多い？ 少ない？ — 25

Interview 02
「理学療法士になれたのは、家族の協力あってこそ」 — 26

1-3 資格取得から就職へ — 30
大半の職種は国家資格が必要 — 30
就職先の探し方 — 32
自治体職員 — 33

Interview 03
「いちばんよかったのは、自分の内面が豊かになっていくこと」 — 34

第2章 医療・看護の主な資格

医療・看護の資格について — 40

■医
医師 **国家資格** — 48

■看護
看護師 **国家資格** — 52

准看護師 公的な資格	56
保健師 国家資格	58
助産師 国家資格	60

▌リハビリ

理学療法士 国家資格	62
作業療法士 国家資格	64
言語聴覚士 国家資格	66
視能訓練士 国家資格	70

▌薬

薬剤師 国家資格	72
登録販売者 公的な資格	74
MR認定試験	77

▌検査・技術

臨床検査技師 国家資格	79
細胞検査士	82
国際細胞検査士	84
緊急臨床検査士	85
診療放射線技師 国家資格	86
臨床工学技士 国家資格	88

▌専門

超音波検査士	92
3学会合同呼吸療法認定士	94
日本糖尿病療養指導士	95

▌歯

歯科医師 国家資格	98
歯科衛生士 国家資格	100
歯科技工士 国家資格	102
歯科助手資格認定制度	104
歯科助手技能認定	105

▌施術

柔道整復師 国家資格	106
あん摩マッサージ指圧師 国家資格	108
はり師 国家資格	110
きゅう師 国家資格	112

■栄養
- 栄養士 `公的な資格` ———————————————— 114
- 管理栄養士 `国家資格` ———————————————— 116

■介護
- 介護福祉士 `国家資格` ———————————————— 118
- 介護職員初任者研修 ———————————————— 121
- 介護職員実務者研修 ———————————————— 122

■保育
- 保育士 `国家資格` ———————————————— 124
- 医療保育専門士 ———————————————— 126
- 子ども療養支援士 ———————————————— 128

■相談援助
- 社会福祉士 `国家資格` ———————————————— 129
- 精神保健福祉士 `国家資格` ———————————————— 132
- 介護支援専門員(ケアマネジャー) `公的な資格` ———————————————— 134
- 福祉住環境コーディネーター ———————————————— 136

■医療事務
- メディカルクラーク(医療事務技能審査試験) ———————————————— 137
- 診療報酬請求事務能力認定試験 ———————————————— 138
- 医療秘書技能検定試験 ———————————————— 139
- 診療情報管理士(旧・診療録管理士) ———————————————— 140
- メディカル・レコード・コーディネーター
  (診療情報管理技能認定試験) ———————————————— 142
- 医療情報技師 ———————————————— 143
- 上級医療情報技師 ———————————————— 144

■その他
- 養護教諭(一種・二種) `国家資格` ———————————————— 146
- 義肢装具士 `国家資格` ———————————————— 148
- 救急救命士 `国家資格` ———————————————— 150
- 臨床心理士 ———————————————— 152
- 健康運動指導士 ———————————————— 154

第3章 医療・看護の主な職場

医療の主な職場 —————————————————— 158

■総合病院
地域医療支援病院 ————————————————— 162
特定機能病院 —————————————————— 163
大学病院 ———————————————————— 164

■救命救急
救命救急センター／高度救命救急センター ————— 165
ICU —————————————————————— 166
消防署 ————————————————————— 167

■専門病院
回復期リハビリテーション病院(病棟) ——————— 168
療養病床(病棟) ————————————————— 169
精神科病院(病棟) ———————————————— 169
がん専門病院(病棟) ——————————————— 170
緩和ケア病棟 —————————————————— 171

■出産・子ども
こども病院(病棟) ———————————————— 172
周産期母子医療センター —————————————— 173
助産所(助産院) ————————————————— 173

■家庭医
診療所 ————————————————————— 174
在宅療養支援診療所 ——————————————— 175
専門診療所 ——————————————————— 175

■薬
調剤薬局 ———————————————————— 176
ドラッグストア(薬局、薬店) ———————————— 176
製薬企業 ———————————————————— 177
MR派遣企業 —————————————————— 177

■歯科
歯科診療所 ——————————————————— 178
在宅療養支援歯科診療所 ————————————— 179
歯科技工所 ——————————————————— 179

■施術
- 接骨院(整骨院、ほねつぎ) ———— 180
- 鍼灸院 ———— 181
- マッサージ院 ———— 181

■健康管理
- 保健所 ———— 182
- 保健センター ———— 182
- 一般事業所(産業医/産業保健師/産業看護師) ———— 183
- 学校(学校医/養護教諭) ———— 184
- 健康診断・検診実施施設 ———— 184

■高齢者
- 介護老人保健施設 ———— 185
- 特別養護老人ホーム ———— 185
- 居宅介護支援事業所 ———— 186
- 訪問看護事業所 ———— 186
- 訪問リハビリテーション事業所 ———— 187
- 通所リハビリテーション事業所 ———— 187
- 地域包括支援センター(高齢者総合相談センター) ———— 188

■その他
- 血液センター ———— 189
- 衛生検査所 ———— 189
- 義肢装具製作所 ———— 190
- 医療事務請負・派遣会社 ———— 190

付録　各種施設の一覧

- 付録1　主な資格試験の問い合わせ先 ———— 192
- 付録2　医学部・歯学部・薬学部のある大学等一覧 ———— 196
- 付録3　看護師の養成校一覧 ———— 202
- 付録4　理学療法士・作業療法士の養成校一覧 ———— 223

第1章

医療を仕事にするための基礎知識

1-1 医療の仕事とは

医療の仕事とは、どういうものでしょうか。やりがいは？　将来性は？　医療業界で働くときに気になることを基礎知識として知っておきましょう。

🍀 やりがいは大きいが、責任は重い

医療は、とてもやりがいがある仕事です。

医療は人の命を助け、健康を守ります。人の役に立ち、感謝され、立派な仕事をしていると評価されます。これは、大きなやりがいにつながります。

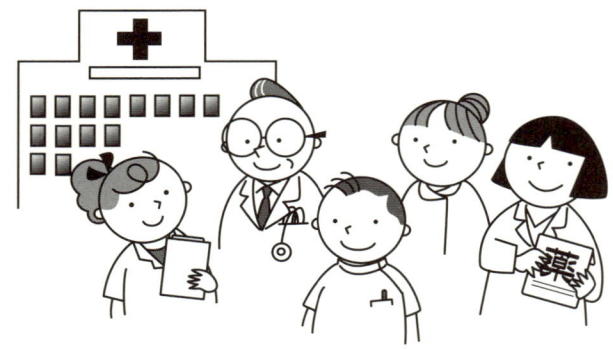

でも、それだけではありません。

医療は、最新の科学技術を活用して、日々進歩しています。最先端の知識にふれ、実際に使っていくことは、知的好奇心を大きく刺激します。勉強するのは大変ですが、学んだことが実際に仕事で役立つ楽しさがあります。

それから、医療では「これをやれば、必ずこうなる」という決まった

解決策はほとんどありません。どうすれば病気を治せるか、どうすれば患者の負担を減らして生活を充実できるのか。さまざまに工夫のしどころが多く、創造的な仕事です。

　医療は、多くの人と深く関わる仕事でもあります。人生経験の豊富な患者と交わるうちに、逆に学ぶこともたくさんあります。

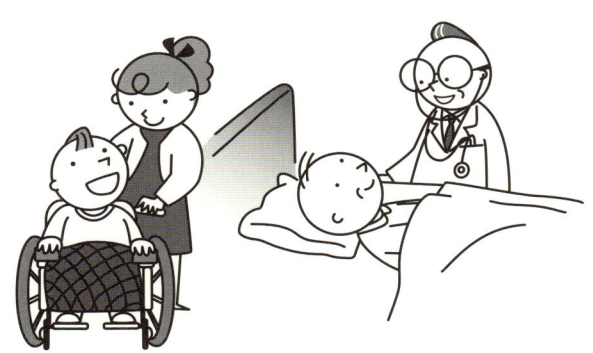

　一方、医療はとても責任が重く大変な仕事です。一瞬のミスが、人命に関わりかねません。勉強することは多く、多くの職場では、とても多忙です。

　厳しいところはあるけれど、やりがいがあり、人の役に立つ仕事をしたい。医療は、そんな志を持つ人に向いている仕事です。

✤ 働く意志があれば、仕事を見つけやすい

　どんなにやりがいがある仕事でも、就職口が見つからなくては、意味がありません。

　医療は、働く意志さえあれば、かなり働き続けやすい仕事です。

　医療が進歩したとはいえ、病気やケガは簡単にはなくなりません。将来、医療の仕事がなくなることは、まず考えられません。

　むしろ、これからはどんどん医療の需要が高まりそうです。日本社会は高齢化が進み、すでに超高齢社会に突入しています。今後さらに高齢化が進み、2030年以降には65歳以上の高齢者が32％、75歳以上は25％になると予測されています。年を取るとどうしても身体が弱り、衰えてきます。治療するにも、予防するにも、医療の専門家の出番が多くなります。

　家庭の事情などでいったん辞めても、比較的次の仕事を見つけやすいのも、医療職の強みです。全国どこに引っ越してもなんらかの仕事があり、国や資格によっては外国でも専門職として働くことができます。

　パートタイマーや非常勤として働く場合でも、一般事務などに比べると時給が高く、ライフスタイルにあわせて働き方を変えていきやすい仕事です。

高齢化率と高齢社会とは　　column

65歳以上の高齢者人口が全人口に占める割合を高齢化率と呼び、高齢化率によって、社会は次のように分類されます。

高齢化社会 ……… 高齢化率が7％より多い
高齢社会 ……… 高齢化率が14％より多い
超高齢社会 ……… 高齢化率が21％より多い

この分類によれば、日本はすでに超高齢社会に突入しています。そして、今後さらに高齢化は進んでいきます。

■ 年齢区分別将来人口推計

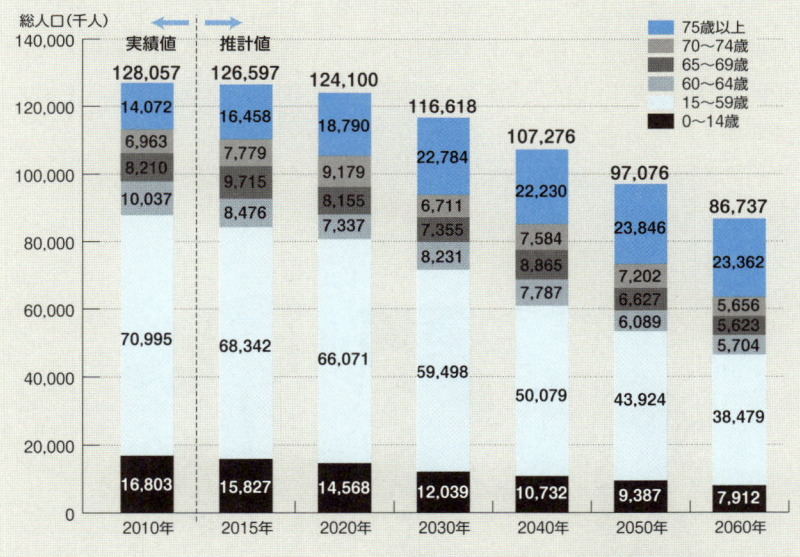

(内閣府「平成26年版 高齢社会白書」より)

これからの医療はどうなる？

　将来的に需要が増えるだけではありません。科学の進歩や社会の変化とともに医療のあり方も変わっていくはずです。これからの医療は、どのようになっていくのでしょうか。

病院・施設から在宅・地域へ

　最近は、入院はできるだけ短期間にとどめ、自宅で療養しながら通院や訪問医療サービスを受けるようになってきました。身体に負担がかからない手術や持ち運び可能な医療機器の開発が、それを支えています。

　入院を避ける目的は、ひとつには医療費を節約するためです。でも、それだけではありません。住み慣れた自宅で療養するほうが家族や友人に囲まれて自由に生活を楽しむことができ、患者にとってメリットが大きいからです。

　病院では現在人手が足りている職種でも、今後は訪問サービスで需要が増えていきそうです。

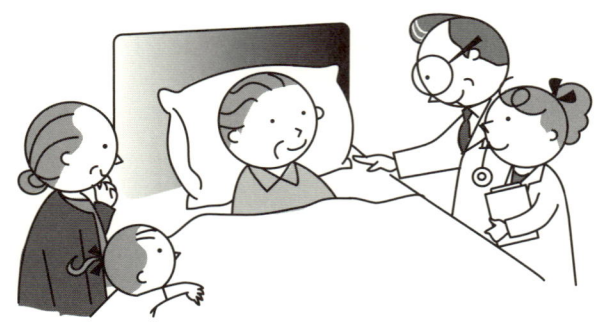

多職種が連携するチーム医療

　医学は高度になり、1人の専門家がすべてを把握したり、技術を身につけたりすることは不可能になっています。

医師の中でも専門化が進んでいますが、看護師、薬剤師、理学療法士、栄養士など、さまざまな職種の専門家が連携して、チーム医療を行うことが一般的になりつつあります。

医療機関の間でも、専門化と役割分担が進んでいます。

普段は近所のかかりつけ医に診てもらい、難しい病気のときには、専門的な病院に紹介してもらう。そうやって、さまざまな医療機関が連携するしくみ作りが進んでいます。

医療業界で働こうとするときは、いろいろな職種があり、多様な働き方があります。自分はどんな仕事をしたいのか、じっくりと考えて進路を選んでいきましょう。

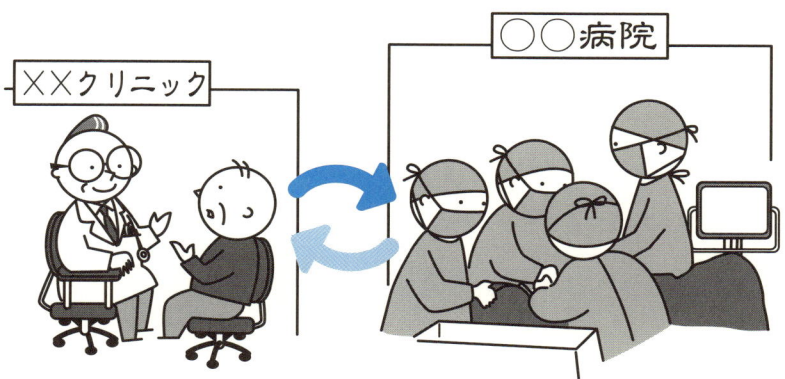

生活の質を高めること　column

数十年前は、ともかく患者の命を救うことが、医療の使命でした。いまは多くの人が長生きできるようになり、単に寿命を延ばすだけでなく、QOLを高めることが重視されています。

QOLとは、Quality of Lifeの略で、「生活の質」という意味です。患者の生き甲斐をサポートし、「生きていてよかった」と思ってもらうには、どうするか。それが、これからの医療には問われています。

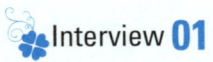
Interview 01

「自分を必要としてもらえて、よかった」

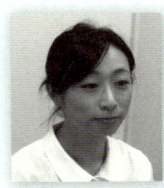

上村 絵美子(かみむら えみこ)さん　30歳（1983年生まれ）
がん研有明病院 呼吸器センター病棟
看護師

小学生の頃に祖母が認知症になった上村さんは、病気の人の力になりたいと願って看護師を目指します。がん専門病院で看護師として働いて10年になる上村さんから、看護師の仕事についてうかがいました。

——看護師を目指したきっかけはなんですか。

　小学生のときに祖母が認知症になって、祖母のような人の力になりたいと思いました。最初は老人看護を目指して高校の衛生看護科に進みましたが、病院実習でがんの患者さんに出会って、がんの看護師を志すようになったんです。そのためには、がんの専門病院で働くのが早道だと考えて、高校を卒業して准看護師の免許を取ると同時に、がん研有明病院付属の看護学校（当時）に進学しました。准看護師対象の2年制の進学校です。20歳で卒業して看護師の免許を取り、がん研有明病院で働き始めました。

——がんの看護師に進路を変更したのは、どうしてですか。もう少し詳しく教えてください。

　高校の実習で地域の中規模の病院に行ったとき、がんの患者さんに出

会いました。40代の男性で、肝臓がんの方でした。当時はよくわからなかったのですが、おそらく終末期だったのでしょう。1週間くらいの実習期間中に、何度も涙を流しておられるのを見ました。何かしてあげたいのに、どうしていいかわからない。自分にもっと専門知識があれば、役に立てるかもしれない。そう考えて、がんの専門知識を身につけたいと思ったんです。

――がん研有明病院では、どんな仕事をして来られましたか。

　最初は上部消化器といって、食道がんや胃がんの患者さんが入院しておられる病棟で働きました。次に特別個室に異動して、いまは呼吸器病棟で働いています。だいたい3、4年に1回くらいは異動があって、私はほぼ自分の希望にそって配属されています。がんの専門病院ですので、がんの治療については詳しくなりました。

――具体的な仕事の内容を教えていただけますか。

　看護師の仕事は、（入院している）患者さんの生活を整えること、療養環境を整えること、身体や精神の変化をとらえて患者さんが早く回復に向かうように看護を行うこと、そして医療行為の介助です。
　生活については、たとえば入浴できない方の身体を拭いたり、排せつを手伝ったりします。環境は、部屋を清潔にするように気を配って、ゴミを捨てたり物を取りやすいように配置したり、転ばないようにベッド周囲を片づけたりします。医療行為は、点滴を管理したり、注射をしたり、血圧を測ったり。それから、抗がん剤を投与したり、抗がん剤の副作用がでていないか観察したり、手術後の患者さんなら傷の状態を確認したりもします。

――勤務時間について教えてください。夜勤はありますか。

はい。勤務は二交代で、日勤は8時25分から17時、夜勤は15時50分から翌朝9時まで。月のうち夜勤は4〜6回、日勤は8〜10日くらいです。
　勤務時間が終わっても、担当の患者さんが重要な説明を聞いていたり、手術室から戻ってこられるようなときは、超過勤務になることもよくあります。
　ただ、忙しさや休みの取りやすさは、部署によって違いがあります。

──仕事をするときに、特に気をつけていることはありますか。

　基本的なことですが、安全と確実な医療の提供にはとても気を配っています。たとえば薬を配るときに万一間違えると大変ですから、確認を怠らないようにしています。
　私が特に心がけているのは、家族や患者さんの視点を忘れないことです。「自分の家族なら、こうしてほしい」とか、「こういうことをされたら悲しい」という視点を常に持つように気をつけています。

──最新の医療情報を勉強し続ける必要があると聞いています。どのように勉強していらっしゃいますか。

　幸い大きな病院なので、病院主催の勉強会があったり、診療科ごとに使用する薬剤について、製薬メーカーの人を呼んで話を聞いたりと、院内で学ぶ機会がたくさんあります。また、自分で費用を払って外部の研修などに行くこともあります。私は、年に3回くらいは外部研修に参加しています。

──どういう人が看護師に向いていますか。体力が要りそうですね。

　確かに体力的にはハードです。ただ、体力といっても力があるとかいうことではなく、健康でいるという意味です。
　看護師は、心と身体の健康を保つことが難しい仕事だと思います。心

の面では、間違いをしないように気を遣うので、精神的に重圧がかかります。それに、身体も心もつらい患者さんと向き合っていると、看護師も心がつらくなることがあります。

　ですから、看護師には前向きな人が向いていると思います。患者さんの病状がよくないときでも、今日はここがよかった、今日はこれができてよかったというふうに、小さなことを拾っていけると気持ちが救われます。

　でも、看護師にいちばん必要なものは、やさしさだと思います。大変なことがあっても、患者さんのことを考えれば、いろいろなことをちゃんとしなければと思えます。

　──**看護師になってよかったと思うことはありますか。**

　自分を必要としてもらえたときは、本当によかったと思います。看護師の仕事は、数字では評価されないので、患者さんの言葉が頼りです。「病院はたくさんあるけれど、この病院に来てよかった」と言ってもらえるのは、最大級の賛辞です。

　──**いまの仕事を続けたいですか。**

　はい。私には看護師しかできないということもありますが。

　ただ、将来的に別の分野の看護にチャレンジしてみたい気持ちはあります。たとえば、地元に帰って老人病院で働いてみようかなとも思います。看護師は、ライフスタイルの変化にあわせて働き方を変えていける仕事だと思います。

1-2 勤務時間や収入は？

仕事として生活をしていくためには、収入や労働時間が気になります。医療職は、どういう職場で、どのように働くのでしょうか。基本的なことを押さえておきましょう。

🍀 職場によって、働き方は変わる

　医療業界にはさまざまな職場があり、働き方もさまざまです。

　大きな病院から、小さな病院や診療所、また、職種によっては、個人で開業する道もあります。どのような職場があるのか、概要を紹介しましょう。

　大病院は、経営が安定しています。しかし、自分の希望どおりの部署に配属されるとは限りません。一般的に非常に忙しいものの、組織の中で協力しあって働くため、急に誰かが休まなければならなくなっても、都合をつけやすいと言えるでしょう。大勢の先輩やほかの職種の人から、いろいろ学べることはあります。でも、下手をすると機械的な流れ作業に陥りやすいことはあるでしょう。病棟看護師など、職種や部門によっては、シフト制勤務（参照 22ページ）が一般的です。

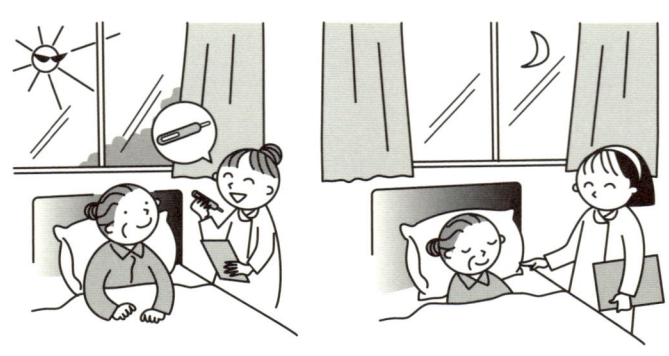

20

小さい診療所は、経営者の考え方によって、職場の状況はがらりと変わります。少ない人数で働くために、うまくいくと気心がしれた家庭的な環境で働けますが、同僚と考え方があわない場合など、働きづらくなる可能性もあります。地域の患者とふれあう機会は多くなることでしょう。シフト制勤務になることは少ないものの、夜間や土曜日の診療が一般的です。少人数では交代要員がいないため、休みは取りにくくなるでしょう。

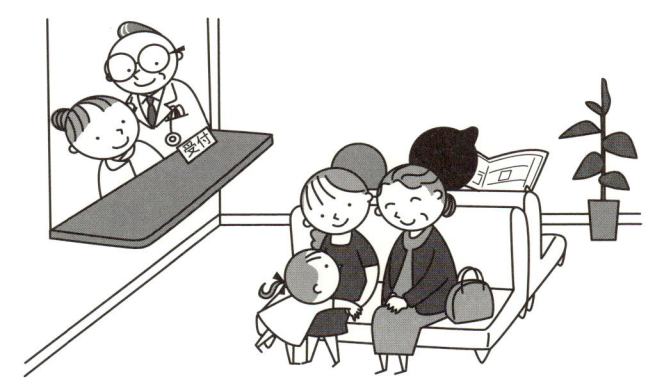

　しっかりしたキャリアを築くためには、最初は病院にしろ、診療所にしろ、頼りになる先輩や同僚がいる職場で、いろいろ教わりながら腕を磨くのがよいでしょう。その後、希望にあわせて働き方を変えていくことは可能です。

勤務時間が不規則なことも

入院患者には24時間の対応が必要ですし、救急病院には夜中でも患者が搬送されてきます。職種にもよりますが、病院では不規則勤務が避けられません。医療職の勤務時間について、紹介します。

シフト制

シフト制とは、時間をずらして職員が交代に勤務するしくみです。病棟勤務の看護師は、通常、シフト制勤務になります。

看護師のシフト制勤務は、以前は日勤、準夜勤、深夜勤といった三交代が一般的でした。いまは、日勤と夜勤の2つに分ける二交代の病院が増えてきています。時間の区切り方は医療機関によってまちまちですが、一般的には二交代は1回の勤務時間が長くなる代わりに、休みも長く、生活リズムを崩しにくいため、三交代よりも楽だという声が多いようです。

なお、通常は勤務中に交代で食事休憩や仮眠を取れますが、非常に忙しいと、なかなか休憩を取れない場合がでてきます。どの程度忙しいかは、勤務先の状況によって異なります。

三交代でも二交代でも1か月の勤務時間は一定なので、夜勤や週末に働けば、その分、平日の昼間に休めます。一般に夜勤の翌日は休日になります。

不規則な勤務時間は大変ですが、平日昼間の休みを有効活用できるのはありがたいという人もいます。また、一般に年齢が上がると、管理職や外来勤務など、日勤のみの仕事に変わっていくことが多いようです。

■ シフト制勤務の例
【三交代】

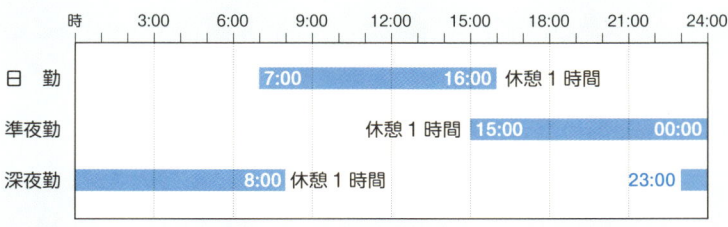

【二交代】
● 日勤と夜勤がほぼ同じ長さの場合

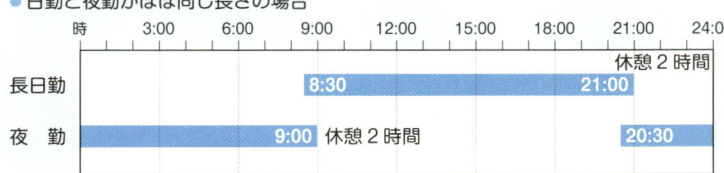

● 夜勤が長い場合

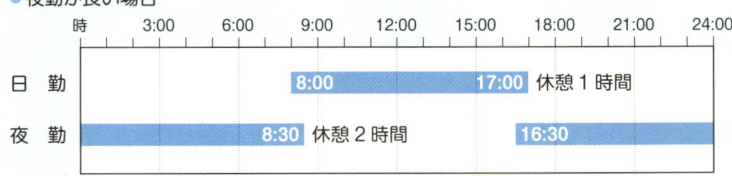

> **シフト制勤務で健康を守るには**　　column
>
> 　シフト制勤務で体調を崩さないコツは、なるべく1日の体内リズムを崩さないことです。
> 　人間は、1日約24時間のリズムで睡眠や食事をとって生活しています。身体の中ではホルモンの分泌や消化など、さまざまな活動がリズムにあわせて行われます。そのため体内リズムが崩れると、身体中のあちこちで不具合が起こり、時差ぼけの状態になってしまいます。
> 　シフト制勤務でリズムを崩さないためには、夜勤明けでも軽く仮眠する程度にとどめ、昼間はなるべく起きているようにすることです。睡眠不足は、早寝で補うとよいでしょう。一時的に多少睡眠不足になっても、体内リズムが崩れないようにすると、時差ぼけ状態を防いで体調を維持できます。

宿直とオンコール

シフト制以外にも、夜間に対応する勤務があります。

そのひとつが、宿直です。夜にずっと働く必要はないものの、何かあったときのために施設内に待機していて、必要に応じて勤務します。勤務時間ではないので、用がなければ、本を読んだり眠ったりしていてかまいません。

オンコール（on call）は呼び出しに待機するという意味で、宿直と違って施設の外にいてもかまいません。ただ、常に連絡がつくようにしていて、必要があれば駆けつけなければなりません。基本的には自由にしてよいものの、携帯電話を使えないところに行ったり、お酒を飲んだりはできません。

医師は宿直勤務があることが多く、病院によっては薬剤師や臨床検査技師も宿直をします。手術室に所属する医師や看護師は、通常は日勤のみで夜勤はなく、交代でオンコールになることが多いようです。

宿直やオンコールは原則として勤務中ではないため、翌日は通常勤務です。

診療所の勤務時間

大きな病院の診療時間は昼間中心ですが、かかりつけ医の役割を担う診療所では、日中働いている患者の都合にあわせて、夜間に診療を行うことが珍しくありません。人工腎臓透析専門の診療所では、夜間に透析を行うところが増えています。最近は、慢性疾患の治療をしながら働く人が増えているため、今後は夜間診療は、ますます増えていくと考えたほうがよいでしょう。

24時間でなくても、診療時間が長い場合は、診療所でもシフト制勤務になります。

🍀 収入は多い？ 少ない？

　人の役に立つ仕事をしたいと思っても、職業にするからには報酬をもらって生活していかなくてはなりません。医療職の収入はどうなっているでしょう。

　医療職の収入は、職種にもよりますが、けっして少なくはありません。しかし、なるまでの学費や仕事の大変さを考えると、ものすごく多いとまでは言えないでしょう。

　医療職に限らず、一般に専門職は事務職などに比べて新卒者の給料は高めです。ただ、経験を積んでも、ある程度のところで頭打ちになる傾向があります。

　医療職では、これに医療保険制度の影響が加わります。

　日本には、原則として国民のすべてが何らかの医療保険に加入する国民皆保険制度があり、誰でも気軽に医療を利用しやすくなっています。それは素晴らしいことですが、医療保険では、処置や検査の種類に対して報酬の額が決まっています。医療保険のもとでは、腕を上げれば上げるだけ儲かるというしくみにはなっていません。

　また、高齢化と医療の高度化により、医療費は年々増大しています。医療保険制度が破綻しないようにするため、医療費の抑制が大きな課題になっています。将来的に、医療職の報酬が大幅に上がることは、望めそうにありません。

　医師や歯科医師のように開業できる職種では、収入は経営手腕によって変わります。美容整形などは自由診療で大きくかせげる可能性はありますが、保険診療では、ある程度限度があります。

　保健師など地方公務員として働く場合は、資格、経験年数、学歴などで、給料が細かく決まっています。地方公務員の俸給表は公開されているので、インターネットで調べてみるとよいでしょう。

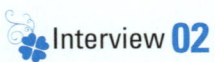

「理学療法士になれたのは、家族の協力あってこそ」

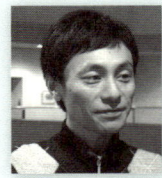

夏目 暁彦さん　39歳（1974年生まれ）
公益財団法人東京都保健医療公社
　　豊島病院 リハビリテーション科　理学療法士
NSCA-CPT（パーソナルトレーナー）、認定理学療法士（脳卒中）
呼吸療法認定士、ACLSプロバイダー、ホームヘルパー2級

特にやりたいことを見つけられないまま社会に出た夏目さんは、就職先の総合病院で理学療法士という仕事に出会います。「この仕事をしたい！」と思ったものの、学校に入り直して資格を取得するのは、簡単ではありませんでした。社会人から理学療法士に転身した夏目さんの奮闘ぶりをうかがいました。

——理学療法士を目指した経緯を教えてください。

　商業高校を卒業して商業系の専門学校に2年行ったあと、長男だから地元で就職しようと思って、たまたま募集があった総合病院で医療事務の仕事に就きました。そこでさまざまな職種を知り、理学療法士の方と話をするうちに、自分も理学療法士になりたいと強く思うようになったんです。

　でも、当時は夜間の専門学校は少なくて、入試の競争率は10倍以上でした。これは相当勉強し直さないと無理だと思って、23歳のときに病院を辞めて、東京でアルバイトをしながら夜に医療系の予備校に通う生活を始めました。でも、なかなか合格できないまま時間が経って、結婚して長男が生まれたんです。それで、26歳でいったんはあきらめて、運送会社に就職しました。

　運送会社でフォークリフトを操作していても、心のどこかでリハビリ

の仕事をしたい気持ちがありました。3年くらいあとに予備校時代の友達がまだ目指していると聞いて、心が揺らいでしまって。その頃は次男も生まれていましたが、自分の気持ちに嘘はつけません。妻と相談して、あと1回だけ挑戦すると決めたんです。「これで最後だ」と背水の陣で受験したところ、無事に合格できました。29歳になっていました。

——夜間に4年間通学するのは、経済的に大変でしょう。奨学金を利用されたのですか。

いえ。同級生には奨学金を受けている人も多かったのですが、何百万円も借金を抱えることになるからと、親が心配してくれて。親から貸してもらう形で、多少の援助を受けました。父は、最初は私が理学療法士を目指すことに反対でしたが、学校に入ってからは応援してくれました。

でも、親からの援助だけには頼れません。入学前には昼と夜のバイトを掛け持ちして必要な費用を貯め、入学後には、昼間はデイサービスセンターで働きました。デイサービスを選んだのは、保育所の送り迎えに好都合なのと、少しでもリハビリに関わる仕事をしたかったからです。デイサービスで働くにあたって、ホームヘルパー2級（現・介護職員初任者研修）の資格を取りました。

それから、共働きの妻の助けは、すごく大きかったですね。何とか乗り切れたのは、家族の協力があってこそです。妻と子どもたちには、本当に感謝しています。

——学校の勉強は、難しかったですか。

難しかったです。受験勉強で苦しみましたが、入ったらそれ以上でした。解剖学、生理学、運動学などの基礎医学から、脳神経外科、整形外科、内科、理学療法分野などの専門科目まで、科目数がものすごく多くて、それぞれテストや演習があります。試験は1回だけは追試がありますが、それに落ちると留年です。試験前には少しでも時間があったら本

を読んでいました。

　ただ、絶対になりたいという気持ちがあったので、勉強は苦痛ではありませんでした。それに当時学んだことは、みんな仕事に必要なことで、いまでもとても役に立っています。

──**理学療法士は、卒業前に長期間の実習があるそうですね。**

　3週間の評価実習と、8週間の臨床実習が2つ、あわせて約5か月の実習がありました。評価実習は患者さんの状態を評価、臨床実習では評価したあとにリハビリ計画を立てて実行するところまでをやります。

　実習先は、ある程度の希望は出せますが、基本的に学校で割り振られます。私は、評価実習は埼玉県の市民病院、臨床実習は、兵庫県の重度心身障害児施設と都内の大学病院に行きました。

──**ずいぶん遠方ですね。滞在費などは大丈夫でしたか。**

　実習の受け入れ先が少ないため、遠くに行くのはやむを得ないようです。費用は入学当初から積み立てていたし、学校から宿泊先の斡旋などもあるので大丈夫でした。ただ、実習をやるのは昼間ですから、仕事は辞めざるを得ませんでした。

　障害児施設では、口がきけず身体も動かせない子どもを目の前にして、いったいどんなリハビリができるんだろうとか、触っても大丈夫だろうかとか、ずいぶん悩みました。緊張の連続でしたが、学校の先生や実習仲間と相談しながら、なんとか無事に終えました。最初に苦労した分、次の大学病院はそれほど苦しまずに済みました。

　実習のあとには卒業試験と国家試験が待ち受けていて、また猛勉強です。どちらも合格して理学療法士になれたときは、本当にうれしかったです。2008年のことで、33歳になっていました。

——就職活動は、どうでしたか。

　学校でも紹介はありましたが、病院勤務の募集は少なくて、なかなか内定をもらえませんでした。自分で探さなくてはと思ったときに、都立病院が頭に浮かびました。予備校時代にリハビリ助手のアルバイトをして、こういうベテランが多いところで働けたらいろいろ学べていいなとあこがれていたんです。でも、都立病院の常勤職員は10年くらい募集がない状態です。探したところ非常勤の募集があって、都立豊島病院で働き始めることができました。幸い2年後に都立病院の公社化に伴って常勤の募集があり、常勤になることができました。

——理学療法士になってよかったと思いますか。

　はい。たとえば、歩けなかった患者さんが少しでも歩けるようになったときの笑顔を見ると、本当にやっていてよかったと思います。もちろん、思うように回復しない患者さんも大勢いらっしゃいますが、どうにかして糸口を見つけようと工夫していくのは、すごくやりがいがあります。それから、年上の人生経験豊富な患者さんたちと接していると、自分も人間として成長できる気がして、ありがたいですね。

　理学療法士になってからも学ぶことはたくさんあって、いろいろな資格を取ったりセミナーに参加したりして、スキルアップとキャリアアップに努めています。今年はスポーツ、呼吸の認定理学療法士、来年は循環、運動器の認定理学療法士を取る予定です。将来的にはスポーツ関連の仕事をしてみたいなあと思っています。

1-3 資格取得から就職へ

医療業界で就職するには、資格は絶対必要でしょうか。また、仕事はどうやって探せばよいのでしょうか。
資格と就職の基礎知識を紹介します。

大半の職種は国家資格が必要

　医師、看護師、薬剤師など、医療職の大半は、仕事に就くために、まず国家資格の取得が必要です。

　医療系の国家資格は、基本的に大学や専門学校を卒業した上で、国家試験に合格しなくてはなりません。また、一部を除いて定時制や通信制の学校がなく、フルタイムで働きながら通学するのは、困難です。履修単位が多く実習や演習が多いため、アルバイトに割ける時間も文系の学生に比べて多くはありません。卒業しても、国家試験が待ち受けています。

　入学試験を突破し、学費や在学中の生活費を工面し、単位を残らず取得して国家試験も合格するとなると、簡単なことではありません。人の命を預かる仕事ですから、当然と言えるでしょう。

　しかし、誰でもできる仕事ではないということは、逆に資格を取りさえすれば、かなり強力な武器になるということです。

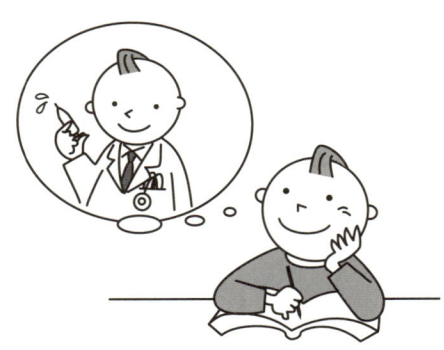

入学試験については、勉強するしかありません。ただ、目的がはっきりしている勉強は、集中しやすく、身につきやすくなります。医療系では、いったんあきらめて社会人になったものの、一念発起して勉強し直したら、合格できたという例が珍しくありません。

もし、たとえば「やはり医学部は無理」と判断しても、医療系の資格はいろいろあります。自分がどんな仕事をしたいのかをよく考えて、職種を選び直してみるのもよいでしょう。

入学後の勉強と国家試験についても同様です。医療系の学校で学ぶことは、仕事をするためにすぐに役立つ知識や技術が多く、学びがいを感じやすいでしょう。

費用について、医療系の学校には日本学生支援機構以外にも、学校独自のものや自治体のものなど、さまざまな奨学金制度が存在します。医師、看護師には、卒業後に一定期間、指定の地域や病院で働くなどの条件を満たせば、無償で受けられるものも少なくありません。また、就職活動が厳しい文系学部と異なり、きちんと卒業して資格を取りさえすれば職を得やすく、奨学金を借りても返済しやすいでしょう。どうせ無理だとあきらめるのではなく、いろいろ情報を集めて、検討してみましょう。

家族の理解を得ることも大切です。返済する約束で両親の老後資金を借りたり、仕事をしている配偶者の協力で、夢をかなえる人もいます。あなたの強い意志を伝えて協力を頼んではどうでしょう。

どうしても通学は難しいけれど、医療に関わる仕事をしたいときには、医療事務、介護職、医療情報担当者（MR）（参照 77ページ）など、国家資格が必要ない仕事もあります。国家資格が必要な医療職に比べて就職先探しや報酬面で評価はされにくくなりますが、ひとつの選択肢として考えてもよいでしょう。なお、福祉系の国家資格は、実務経験と半年間の通学や定時制、通信教育などでも、取得が可能です。興味がある人は、姉妹書『福祉・介護の資格と仕事　やりたい仕事がわかる本』も参考にしてください。

❀ 就職先の探し方

　医療の求人情報は、他業種と同様、ハローワークや就職情報誌、インターネットの就職情報サイトで扱っています。医療職、看護師、薬剤師など、特定の職業専門の人材紹介サービスもあるので、探してみるとよいでしょう。

　新卒時には、学校の紹介も受けられます。学校を選ぶときには、入りやすさや通学の便だけではなく、教育の質や就職のサポートなども確認しておきましょう。

　直接の就職活動ではありませんが、おすすめしたいのは、積極的に人脈を築いておくことです。学生時代から、学校内はもちろん、外部の研究会やセミナーなどに参加して、勉強するとともに、仲間づくりをしておくことは大切です。卒業後も、職能団体や学会などには、できるだけ参加しましょう。

　同業者に知り合いが多いと、さまざまなことを相談できます。また、就職や転職のときにも、求人情報を素早く得られたり、公募しない求人を人づてに紹介してもらえることがあります。

🍀 自治体職員

　地方自治体でも、医療職を採用しています。特に保健師は、自治体職員がもっとも保健師らしい働き方と言えるでしょう。県立病院や市民病院の医療職は、自治体職員として募集する場合と、病院独自で募集する場合があります。

　自治体職員として採用されると、薬務課、健康づくり課などで、行政機関で働く場合もあります。いずれにせよ、地方自治体は医療職の働き口のひとつとして、大きな存在を占めています。

　地方自治体の正職員として採用されるには、自治体ごとの地方公務員採用試験を受ける必要があります。採用試験は基本的に年1回で、募集期間は前年度の春から夏にかけてがほとんどです。応募するつもりがあれば、早めに情報を集めて行動を起こしましょう。

　一般に地方公務員採用試験の受験には年齢制限がありますが、ほとんどの自治体や職種で30歳くらいまでは受験できます。新卒で受験しなかったり、合格できなかった場合でも、あきらめる必要はありません。また、一部で年齢制限を設けない自治体もでてきています。

　地方自治体では、保健師、看護師など特定の職種を、有資格者に限って非常勤職員として募集することがあります。近隣の自治体のホームページなどで、採用情報をときどき確認しておきましょう。

　ただし、自治体では専門職の採用者数は少なく、採用がない年もあります。「どうしても保健師として保健センターで働きたい」という場合には、地元に限らず広い地域で募集があるところを探すしかないでしょう。

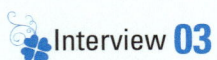

「いちばんよかったのは、自分の内面が豊かになっていくこと」

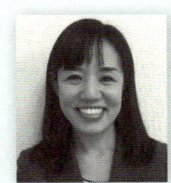

渡辺 昭子さん　34歳（1979年生まれ）
医療法人社団高輪会 訪問事業本部運営部 口腔ケアセンター
歯科衛生士、介護職員初任者研修

歯科衛生士の渡辺さんは、お年寄りが好きなことから、介護職に転職。その後、訪問歯科診療の存在を知り、歯科衛生士の資格を活かして訪問歯科で働くようになりました。訪問歯科とは、いったいどんな仕事なのでしょう。仕事の内容ややりがいについてうかがいました。

――訪問歯科の仕事をするようになったのは、どういうことからですか。

　2000年に歯科衛生士の資格を取ったあと、一般の歯科医院に勤めました。そこでの仕事は、歯科医師のアシスタント、歯石や歯垢の除去、歯みがき指導など、一般的な歯科衛生士の仕事でした。仕事は嫌いではないものの、それほどやりがいを感じられませんでした。
　その頃、お年寄りの患者さんのお相手をしているうちに、私はお年寄りが大好きだと気がついたんです。違う世界を見たくなって、2004年に歯科医院を辞め、デイサービスセンターで非常勤の介護職員として働き始めました。

――せっかく歯科衛生士の資格があるのに、思い切った決断でしたね。

　そうでもないんです。歯科医院での求人はたくさんあるので、いつで

も歯科衛生士に戻れると思っていました。

　デイサービスでは、働きながら職場の助成制度を利用してホームヘルパー2級（現・介護職員初任者研修）を取りました。仕事は自分にとてもあっていましたが、歯科衛生士に比べてお給料がかなり少ないのが問題でした。そうしたら、しばらくして訪問歯科診療の存在を知ったんです。これなら、お年寄りと関わりながら歯科衛生士の資格を活かせます。そこで2005年6月から、訪問歯科の仕事をするようになりました。もっとも当初は非常勤だったので、デイサービスとかけもちで働きました。1年半くらい前にいまの法人で常勤になり、デイサービスを辞めました。

――訪問歯科診療とは、どんなものですか。

　認知症や寝たきりなど、歯科医院に通うのが難しい患者さんのところに歯科医師や歯科衛生士がうかがって、診療や口腔ケアを行います。行き先は、高齢者施設、病院、ご自宅など。いまはポータブルの機械がそろっていて、一般の歯科医院でできる診療は、ほとんど行うことができます。

　訪問での歯科衛生士の仕事には、一般の診療室とは違い、お口の中の汚れをきれいにする口腔ケアだけでなく、噛む、飲み込む、話すといった力が衰えないようにする口腔リハビリなども含まれます。お口の中の汚れや飲み込む力の衰えは誤嚥性肺炎※の原因になるので、抵抗力の弱い高齢者の方は、特に口腔ケアが重要です。お口の中だけではなく、全身の健康を考えることが、訪問の歯科衛生士には求められています。

　ご本人、介護施設の職員、ご家族の方向けに講習会を開き、歯みがきやお口のケアの方法を指導することもあります。常勤になってからは、新人教育や事務作業も担当しています。

※誤嚥性肺炎　食べ物が誤って気管に入ることで起こる肺炎。飲み込む力が弱い高齢者に起こりやすく、死亡原因になりやすい。

――仕事をする上で、こころがけていることはありますか。

　まず、笑顔でいること。それから、できるだけ患者さんとコミュニケーションを取るようにすることです。
　歯科医院に来る患者さんは「お口を開けてください」と言えば、すっと開けていただけます。でも、訪問ではさまざまな病気を抱えていらっしゃる方が多くて、コミュニケーションが難しいこともあります。寝たきりで話ができない方でも、表情や声のトーンで感情は伝わります。私は、ケアを始める前に必ず1回マスクをはずして笑顔を見せて、安心していただけるようにしています。お年寄りと意思の疎通をするのに、デイサービスでの経験が、とても役に立っています。

――仕事をしていて大変なことはありますか。患者さんに怒られたりはしませんか。

　ときには怒られることもありますが、人が怒るのには理由があります。この人はこういう病気だから、こういう反応をしてしまうのだなと理解できれば、落ち込んだり反感を感じたりはしません。
　最初は口腔ケアについて何も知らなかったので、訪問をするようになってから、自分からセミナーや講習を受けたり、職場で情報交換をしたりして、必死で学びました。
　歯科衛生士の学校は私の頃は2年制で、訪問の仕事に役立つことはあまり教わりませんでした。でも、いまは3年制で、口腔ケアや摂食・嚥下についても教わるそうです。うらやましいですね。

――この仕事をしていて、よかったと思うことはありますか。

　小さなことかもしれませんが、自分がケアをした方から、「おかげでおいしくご飯が食べられるようになりました」と言っていただくと、ものすごくうれしいですね。励みになります。
　仕事の上で、介護職、看護師、管理栄養士、作業療法士など、さまざ

まな職種の人に出会えるのもいいなと思います。現場では専門用語が当然のように出てきたりして、歯のことだけ知っていればいいというわけにはいきません。勉強は大変ですが、どんどん世界が広がっていくのがおもしろいんです。

　でも、いちばんよかったのは、自分の内面が豊かになっていくことだと思います。私の年頃の人は、あまり老いや死について考えたりはしないでしょう。訪問の仕事で、その方の人生最後のステージに関わり合ううちに、老いや死についていろいろ考えるようになりました。身体が自由に動かせること、生きていることのありがたさが身にしみるので、いやなことやつらいことがあっても、前向きに考えられるようになりました。

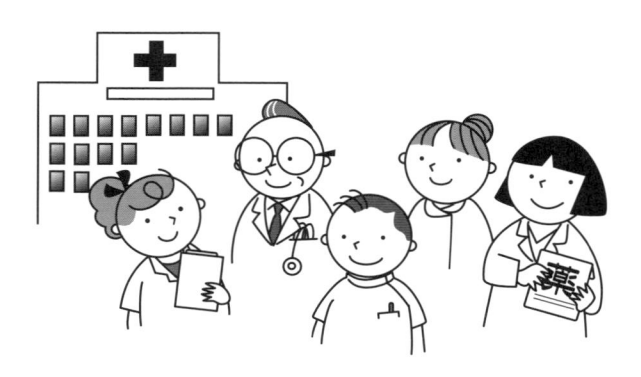

第2章
医療・看護の主な資格

医療・看護の資格について

　医療系の資格は取るのが大変なうえに、一度取ると職種がある程度限定されてしまうので、最初にどの分野の資格を取るかは大切です。どんな資格があるのか把握しやすいように、医療と関連する分野の資格を種類分けしてみました。

　また、資格を理解するには、そもそも資格とはどういうものか知ることも必要です。資格について基礎的な知識も説明しておきましょう。

　48ページからは、主な資格について、個別にその特徴や取り方を紹介しています。「ステップアップ」として、その資格をもとにレベルアップやほかの分野につながる資格も示しました。興味がある資格をさらに詳しく知る手がかりにしてください。

資格の種類

系統別分類

　医療系の資格を系統別に大まかに分類してみました。国家資格ではないものも含めています。

- **医系**……………医師
- **看護系**…………看護師、准看護師、保健師、助産師
- **リハビリ系**……理学療法士、作業療法士、言語聴覚士、視能訓練士
- **薬系**……………薬剤師、登録販売者、MR認定試験
- **検査・技術系**…臨床検査技師、診療放射線技師、臨床工学技士
- **専門※系**………超音波検査士、3学会合同呼吸療法認定士、
　　　　　　　　　日本糖尿病療養指導士
- **歯系**……………歯科医師、歯科衛生士、歯科技工士、歯科助手

※「専門」とは、ここでは看護師と理学療法士など、多分野の国家資格にまたがって専門領域を深めるための資格をあげています。

- **施術系** ……… 柔道整復師、はり師、きゅう師、
あん摩マッサージ指圧師
- **栄養系** ……… 栄養士、管理栄養士
- **介護系** ……… 介護福祉士、介護職員初任者研修、
介護職員実務者研修
- **保育系** ……… 保育士、医療保育専門士、子ども療養支援士
- **相談援助系** …… 社会福祉士、精神保健福祉士、
介護支援専門員（ケアマネジャー）、
福祉住環境コーディネーター
- **医療事務系** …… メディカルクラーク、診療報酬請求事務能力認定試験、
医療秘書技能検定、医療情報技師、診療情報管理士
- **その他** ……… 養護教諭、救急救命士、義肢装具士、臨床心理士、
健康運動指導士

関心分野別分類

人によって興味がある分野は異なります。主な分野別に、関連する資格をあげてみました。医療以外の資格も含めています。

- **救急医療** ……… 医師（救急医）、看護師、救急救命士
- **地域医療** ……… 医師（家庭医）、保健師、看護師、薬剤師
- **お産** ………… 医師（産科）、助産師、看護師、超音波検査士
- **子ども** ……… 医師（小児科）、保健師、看護師、保育士、
子ども療養支援士
- **口と食** ……… 歯科医師、歯科衛生士、栄養士、管理栄養士、
言語聴覚士
- **眼** …………… 医師（眼科）、視能訓練士
- **耳** …………… 医師（耳鼻咽喉科）、言語聴覚士
- **心** …………… 医師（精神科）、保健師、作業療法士、臨床心理士、
精神保健福祉士

- **運動器とスポーツ傷害** ……… 医師（整形外科）、理学療法士、柔道整復師、はり師、きゅう師、あん摩マッサージ指圧師
- **健康づくり** ……… 医師、保健師、看護師、歯科医師、歯科衛生士、健康運動指導士
- **相談支援** ………… 保健師、社会福祉士（MSW）、精神保健福祉士
- **化学** ……………… 薬剤師、臨床検査技師
- **製作** ……………… 義肢装具士、歯科技工士
- **医療機器** ………… 診療放射線技師、臨床工学技士

> ### 医療事務は、医療職？　　　　　　　　　　　　　　　　　column
>
> 　医療機関では、事務職にもある程度専門的な知識や技術が必要です。医療事務の技能を認定する民間資格がいくつもあり、本書でも主なものを取り上げました。
> 　しかし、法律上は医療事務の仕事に就くのに資格は必要ありません。資格取得者が非常に多いため、資格を取っても就職に特に有利とは言えない状況です。医療事務は、医療機関で働くとはいえ、医療職というよりも事務職の一種と考えたほうがよいでしょう。

◆ 医療・看護の資格について

国家資格か民間資格か

　資格の重みは、国家資格か民間資格かで違ってきます。国家資格は法律で規定されている、つまり国家が一定の基準に基づいてその人の能力を認めているということなので、権威は高いと言えるでしょう。対する民間資格は、簡単に取れるもの、非常に難しく評価が高いものなど、さまざまです。

　以前は省庁から認定を受けた「公的資格」がありましたが、現在この制度はなくなりました。ただ、医療関係の資格の中には、国家資格とは言わないものの、法律で名称や業務、認定方法などが定められた重要なものがあります。そこで本書では、民間資格と区別するために、これらを「公的な資格」と呼んでいます。

■ 本書で取り扱う資格の分類

国家資格	法律に定義や業務内容が規定されていて、法律に規定された方法で、国または国が委託する団体等が認定するもの。 48ページからの資格紹介では、 国家資格 マークを表示。
公的な資格	法律や省令で定義や業務内容が規定されているものの、国家資格のように厳密な記載がなく省令などで対応するもの。または、国ではなく都道府県などが認定するもの。 48ページからの資格紹介では、 公的な資格 マークを表示。
民間資格	民間の団体が独自に認定するもの。

第2章　医療・看護の主な資格

資格と業務

　資格によっては、資格保有者以外は「それをしてはいけない」「そう名乗ってはいけない」などと法律で定められています。厳密にはどんな違いがあるのかを理解しておきましょう。

許可

　資格を持つ人のみに、その業務を行うことが許可されています。資格がない人は、たとえ友人や家族のためでも行うことができません。

【例】薬剤師でなければ、家族のためでも人に与えるために調剤することはできません（医師、歯科医師、獣医師は、条件によっては可能です）。

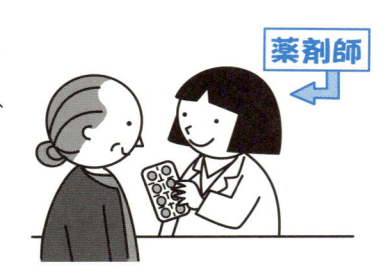

業務独占

　特定の業務について、資格がない人が業として行うことができません。「業として」とは事業という意味で、営利目的はもちろん、料金を取らないボランティア活動でも、多数の人に継続的に行うと業として行っていると見なされます。ただし、家族などに個人的に行うことは可能です。

【例】医師でなければ、業として治療行為を行うことはできませんが、資格がなくても家族のために喀痰の吸引や薬剤の塗布を行うことは可能です。

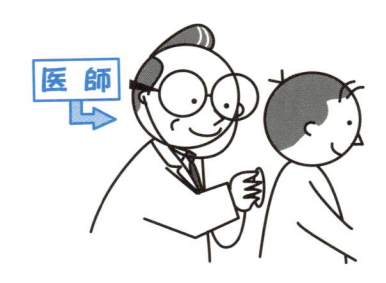

◆ 医療・看護の資格について

名称独占

有資格者でなければ、その名称を名乗ることはできません。

【例】 歯科衛生士でなければ歯科衛生士と名乗ることはできません。ただし、歯科助手などの肩書きを名乗ることは可能です。

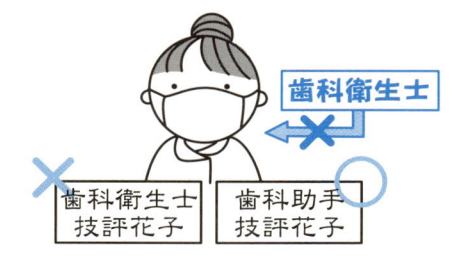

任用資格

特定の職業や職位に任用されるために必要な資格です。

【例】 医師資格がなければ、原則として保健所長になることはできません（適任者がいないなど、やむを得ない場合、例外的に歯科医師などが任用されることがあります）。

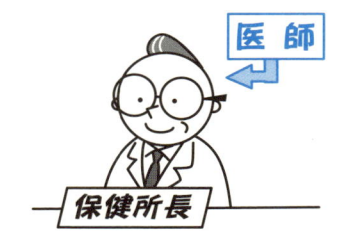

必置資格

特定の業務を行うときには、特定の資格を持つ人を配置する必要があります。

【例】 薬剤師か登録販売者がいなければ、第二類医薬品を販売することはできません。

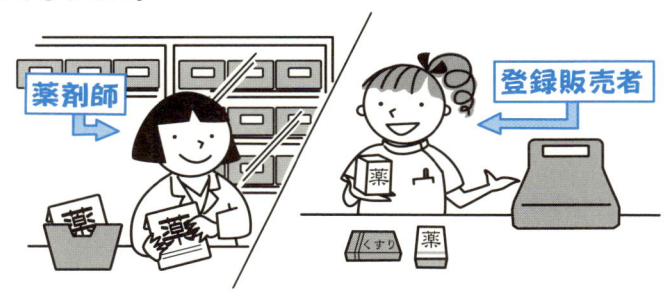

資格の取り方

資格を取るには、通学、認定試験合格、実務経験などさまざまな条件があります。同じ資格でも、そこに至るルートが複数あるものもあります。自分にとって取りやすいルートはどれか、資格にふさわしい知識や技術を身につけやすいのはどれか、よく考えて選びましょう。

通 学

医療系の国家資格は、基本的に何年か学校※に通わないと国家試験を受けられません。ただし、他分野に比べて奨学金制度は充実していますので、必要な場合は調べてみましょう。

認定試験

医療系の国家資格は、基本的に国家試験に合格しないと与えられません。試験によって、難易度には大きな違いがあります。

実務経験

医療系の国家資格には実務経験が必要な資格はほとんどありません。ただ、認定看護師など、国家資格を取ったあとで、より専門的な資格を取るときには、必要になるケースがよくあります。

※注
1) 医療系の学校には、文部科学省が管轄する学校（大学、短期大学、高校など）と厚生労働省などが管轄する養成施設・養成所等がありますが、本書では、まとめて養成校と記載しています。
2) 「大学入学資格」には、高等学校卒業、高等学校卒業程度認定試験合格、高等専修学校修了などがありますが、本書では、まとめて「高校卒業」と記載している場合があります。
3) 国家資格は、通常外国の同等の資格を得るか外国の同等の学校を修了すると国家試験受験資格が与えられますが、本書では省略しました。

◆ 医療・看護の資格について

「認定○○」「専門○○」とは？　　　　　　　　　　column

　医療系の国家資格では、「認定看護師」「専門理学療法士」のように「認定○○」「専門○○」という資格をよく見かけます。これらはその国家資格を持つ人たちが集まる職能団体などが、より質の高い専門家を養成するために設けた認定制度です。

　たとえば看護師では、日本看護師協会が専門分野ごとに認定看護師や専門看護師を認定します。認定看護師は、「特定の看護分野において、熟練した看護技術と知識を用いて水準の高い看護実践のできる」ことを目指し、看護師免許取得後5年以上の実務研修（うち3年以上は専門看護分野）後、認定看護師教育機関で6か月以上の課程を修了し、認定審査に合格すると与えられます。

　専門看護師は、「複雑で解決困難な看護問題を持つ個人、家族及び集団に対して水準の高い看護ケアを効率よく提供するための、特定の専門看護分野の知識・技術を深めた専門看護師」で、看護系大学院で修士課程を修了し、実務研修5年以上（うち3年以上は専門看護分野）を積んだ上で認定試験に合格すると与えられます。

　医師の場合は、現時点では日本内科学会、日本整形外科学会などの学会が、それぞれ独自の基準で認定しています。

　「認定○○」「専門○○」は非常に種類が多く複雑なため、本書では資格の項目としては取り上げず、一部を「ステップアップ」で紹介するにとどめました。

第2章　医療・看護の主な資格

医師 国家資格

分野	医
関連する法律	医師法
問い合わせ先	厚生労働省 医政局医事課試験免許室

　医師は、さまざまな病気やケガの治療と保健指導を行います。法律上、医療行為全般を業として行えるのは、医師だけです。専門性が高く、とてもやりがいがあり、人から評価される仕事です。反面、大変な量の知識と技術の修得が必要で、責任が重くなります。

　1人の医師がすべての医学情報に精通することは、不可能です。実際には外科、内科、精神科などの診療科や、呼吸器、がん、アレルギーなどの専門分野を選んでいきます。また、総合診療医や家庭医のように、幅広く診療し、必要に応じて専門医に橋渡しをする役割の医師もいます。

　勤務医、開業医、訪問診療医など、働き方もさまざまです。研究、教育、行政などの分野で活躍する医師もいます。

　医師が1人でできることには限界があり、さまざまな分野のスタッフと協力して、チームで診療を行います。また、患者の話を聞き、病気をわかりやすく説明することも必要です。人とのコミュニケーション能力が求められます。

　働き方にもよりますが、宿直や夜勤をこなし、休日でも急な呼び出しに応えるなど、医師の仕事は一般的に非常に激務です。

　医師の年収はだいたい1千万円から2千万円くらいです。ほかの職業に比べると高額ですが、なるまでにかかる費用、激務であること、責任の重さなどに見合うかは、考え方によるでしょう。

　日本全体で医師は不足気味で、地域によっては深刻な医師不足です。医師でなければできない仕事は多く、就職先が見つからないということは、まずありません。

●医師

■ 主な診療科と医師数

	従事する診療科	医療施設に従事する医師数（人）
1	内科	61,177
2	呼吸器内科	5,337
3	循環器内科	11,541
4	消化器内科（胃腸内科）	13,080
5	腎臓内科	3,493
6	神経内科	4,361
7	糖尿病内科（代謝内科）	3,967
8	血液内科	2,353
9	皮膚科	8,686
10	アレルギー科	203
11	リウマチ科	1,228
12	感染症内科	367
13	小児科	16,340
14	精神科	14,733
15	心療内科	847
16	外科	16,083
17	呼吸器外科	1,655
18	心臓血管外科	2,893
19	乳腺外科	1,466
20	気管食道外科	69
21	消化器外科（胃腸外科）	4,760
22	泌尿器科	6,754
23	肛門外科	428
24	脳神経外科	6,976
25	整形外科	20,480
26	形成外科	2,257
27	美容外科	444
28	眼科	12,835
29	耳鼻いんこう科	9,087
30	小児外科	701
31	産婦人科	10,412
32	産科	456
33	婦人科	1,840
34	リハビリテーション科	2,090
35	放射線科	5,938
36	麻酔科	8,140
37	病理診断科	1,605
38	臨床検査科	530
39	救急科	2,600
40	臨床研修医	15,018
41	全科	284
42	その他	3,954
43	不詳	1,382
	総数	288,850

（厚生労働省「平成24年（2012年）医師・歯科医師・薬剤師調査の概況」より）

第2章 医療・看護の主な資格

医

活躍の場

- 病院、診療所、企業内診療所
- 行政機関　など

資格の取り方

- **通学**　　　必須（定時制・通信制なし）
- **実務経験**　不要（診療に従事するには、医師資格取得後2年以上の臨床研修が必要）
- **認定試験**　必須（国家試験）

　医師になるには、基本的に大学医学部を卒業して、医師国家試験に合格しなくてはなりません。

　医学部は6年制で、通信制や定時制の学校はありません。医学部は設備などに費用がかかることもあって、私立大学の授業料は、他学部に比べて非常に高くなっています。ただ、奨学金や授業料免除の制度が多く、経済的に少ない負担で通学することはある程度可能です。

　医学部の入試はかなり難関ですが、大学によっては偏差値60程度と比較的入りやすいところもあります。医師になりたいという強い意志があれば、最初からあきらめずに挑戦してみましょう。いったん社会人になってからでも、強いモチベーションを抱いて受験勉強に取り組み、医学部に入り直す人は少なくありません。

ステップアップ

認定医、専門医、診療情報管理士、介護支援専門員（ケアマネジャー）など

法律の定義　医師法　　　　　　　　　　　　　　　　　　　column

第一条　医師は、医療及び保健指導を掌ることによつて公衆衛生の向上及び増進に寄与し、もつて国民の健康な生活を確保するものとする。

授業料がかからない医学部　　　　　　　　　　　　　　　column

自治医科大学

　へき地医療と地域医療の充実のために都道府県が共同で設置した大学で、入学者全員に対して、入学金などの学資を貸与する修学資金貸与制度があります。

　卒業後は公立病院を中心に9年間地域医療に従事することが求められ、この条件が満たされなかった場合は、その期間に応じて貸与された学費を返還しなくてはなりません。

防衛医科大学校

　医師である幹部自衛官の養成などを目的に設置されています。大学ではなく防衛省の施設等機関ですが、医科大学に準じた扱いになります。授業料は不要で、入学すると自衛隊員として期末手当などが支給されます。

　卒業後は自衛隊医官として勤務し、9年以内に退官する場合には、卒業までの経費を国庫に返還する必要があります。

看護

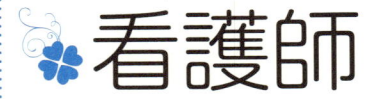

看護師 [国家資格]

分野	看護
関連する法律	保健師助産師看護師法
問い合わせ先	厚生労働省 医政局医事課試験免許室

　看護師は、人々がより健康に生活できるように、さまざまな形で支援する仕事です。主に病気やケガで療養中の人の世話をしたり、診療の補助を行います。病気やケガを治すだけでなく、生活の質を高めることを重視します。

　専門性が高く、やりがいがありますが、かなりの知識と技術の修得が必要で、責任が重い仕事です。大学卒業は必須ではないものの、最近では4年制大学卒業の看護師が増え、大学院に進む人も少なくありません。大学卒業程度の能力が求められています。

　看護師の仕事は専門化が進み、多くの場合、専門分野を選択してキャリアを積んでいきます。

　地域によって違いはありますが、現在、看護師は全国的に不足しています。将来も不足が予想されていて、就職先がないということは、まずありません。ただ人手不足ということは、反面、非常に忙しく厳しい職場が多いとも言えます。病院ではシフト制勤務が普通で、体力的にも大変な仕事です。

　一般的な事務職に比べると給料は高めで、夜勤手当などがつけば、収入はさらに増えます。看護師の平均年収は470万円程度で、女性が多い職業としては、多いほうでしょう。ただ、仕事の厳しさや責任の重さに見合うかは、考え方次第です。

活躍の場

- 病院、診療所、企業内診療所
- 特別養護老人ホーム、老人保健施設　など

●看護師

■ 看護師の資格取得ルート

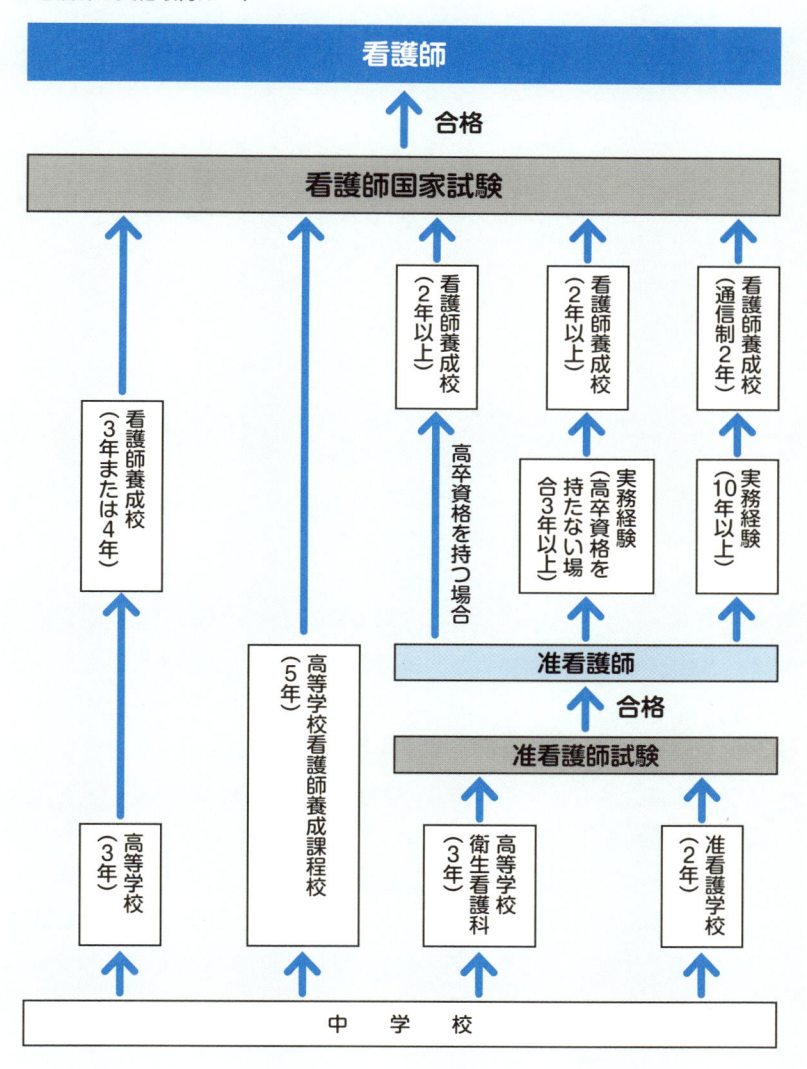

```
                          看護師
                            ↑ 合格
                      看護師国家試験
     ↑          ↑         ↑        ↑         ↑
  看護師      高等学校   看護師    看護師     看護師
  養成校      看護師    養成校    養成校     養成校
 (3年または   養成課程  (2年以上) (2年以上)  (通信制2年)
   4年)      校(5年)      ↑        ↑          ↑
     ↑          ↑      高卒資格   実務経験    実務経験
                       を持つ場合 (高卒資格を (10年以上)
                                  持たない場
                                  合3年以上)
                              ↑        ↑         ↑
                              准看護師
                                ↑ 合格
                            准看護師試験
                          ↑              ↑
                      高等学校         准看護
                      衛生看護科       学校
                      (3年)           (2年)
     ↑          ↑          ↑            ↑
  高等学校
  (3年)
     ↑          ↑          ↑            ↑
                     中  学  校
```

第2章 医療・看護の主な資格

看護

資格の取り方

- **通学** 　　必須（基本的に定時制や通信制はなし[1][2]）
- **実務経験** 　不要[2]
- **認定試験** 　必須（国家試験）

[1] 昼間定時制の学校と夕方から夜間にかけて授業を行う学校がありますが、ごくわずかで、実習は昼間に行われます。

[2] 准看護師を経て看護師になる場合には、条件が異なります（参照 次ページのコラム）。

　看護師の資格を取るには、いくつかのルートがあります。一般的なのは高校卒業後に3年以上の養成校を修了して、看護師国家試験に合格する方法です。養成校は3年制の専門学校または短期大学と、4年制の専門学校または大学があり、4年制には看護師と同時に保健師または助産師の国家試験受験資格を取れる統合カリキュラム校と、看護師のみの養成校があります。

　統合カリキュラム校でいくつかの資格を同時に取るのは有利なようですが、国家試験対策や教育の充実度を考えると、一概には言えません。

　高校入学前に目標が定まれば、中学校卒業後に5年制一貫の高等学校看護師養成課程に進学すれば、卒業時に看護師国家試験受験資格を得られます。また、准看護師養成校や高等学校衛生看護科に進んでいったん准看護師（参照 56ページ）になってから、准看護師を対象にした看護師養成校に進むルートもあります（参照 次ページのコラム）。

　看護師養成校は、准看護師からのものを除いて、夜間定時制や通信制の学校はありません。ごく一部に昼間定時制（修業年数4年）のものと夕方から夜間にかけて授業があるものがありますが、それらも実習は昼間に行われます。履修科目が多く、平日昼間の時間割はほぼ埋まるため、アルバイトも限られます。その代わり、さまざまな奨学金制度があり、卒業後に関連病院や特定の地域で一定年数働くことを条件に、返却しなくてよい奨学金もあります。経済的な理由で進学を迷う方は、希望の学校に問い合わせてみましょう。

看護師国家試験の合格率はだいたい90％前後で、養成校できちんと勉強すれば、それほど心配しなくてよいでしょう。

ステップアップ

保健師、助産師、認定看護師、専門看護師、超音波検査士、3学会合同呼吸療法認定士、日本糖尿病療養指導士、診療情報管理士、介護支援専門員（ケアマネジャー）　など

准看護師から看護師になるには　　column

　准看護師は、准看護師を対象とした看護師養成校を修了すると、看護師国家試験受験資格を得られます。ただし、高校卒業資格がない場合は、養成校に入学するために准看護師としての実務経験が3年以上必要です。また、准看護師対象の看護師養成校の中には、高等学校専攻科のように入学に高校卒業資格が必要なものがあります。

　准看護師対象の看護師養成校は全日制2年制、定時制3年制です。准看護師として10年以上の実務経験があると、通信制の2年課程も利用できます。

法律の定義　保健師助産師看護師法　　column

第五条　この法律において「看護師」とは、厚生労働大臣の免許を受けて、傷病者若しくはじょく婦※に対する療養上の世話又は診療の補助を行うことを業とする者をいう。

※「じょく婦」とは、出産後の女性のこと。

准看護師 公的な資格

分野	看護
関連する法律	保健師助産師看護師法
問い合わせ先	各都道府県

　看護師と同様、病気やケガで療養中の人の世話をしたり、診療の補助を行う仕事です。看護師がある程度自分の判断でも行動できるのに対して、准看護師は法律上、医師、歯科医師、看護師の指示を受けて働きます。

　准看護師は都道府県知事により免許を受けますが、免許を受けた以外の都道府県でも、准看護師として働くことは可能です。

　中学校卒業後に最短2年で資格を取れるなど、看護師に比べると、かなり取りやすい資格です。ただし、実質的に同じような仕事をしていても看護師とは給与などの待遇にかなり差があります。准看護師は、もともと看護師不足を補うためにできた資格で、将来的には廃止することも検討されています。看護を一生の仕事とするのであれば、看護師を目指したほうがよいでしょう。

　准看護師になったあと、働きながら定時制の養成校などで看護師を目指すことは可能です（参照 55ページ）。ただ、国家試験対策や受けられる教育の充実度を考えると、できる限り最初から看護師を目指すことをおすすめします。

活躍の場

- 病院、診療所
- 老人保健施設、特別養護老人ホーム　など

●准看護師

資格の取り方

- **通学** 必須（定時制あり、通信制なし）
- **実務経験** 不要
- **認定試験** 必須（准看護師試験）

　中学校卒業後、2年以上の准看護師養成校を修了すれば、准看護師試験を受験できます。また、高等学校衛生看護科を修了すれば、准看護師試験を受験できます。高等学校衛生看護科は、3年制の全日制のほか、4年制の定時制があります。

　なお、高校卒業後に進学する看護師養成校を修了した場合には、看護師国家試験受験資格と同時に准看護師試験受験資格を得られます。

ステップアップ

看護師、超音波検査士、3学会合同呼吸療法認定士、介護支援専門員（ケアマネジャー）　など

法律の定義　保健師助産師看護師法　　column

第六条　この法律において「准看護師」とは、都道府県知事の免許を受けて、医師、歯科医師又は看護師の指示を受けて、前条※に規定することを行うことを業とする者をいう。

※「前条」とは、第5条の看護師の業務のこと（参照 55ページ）。

保健師 国家資格

分野	看護
関連する法律	保健師助産師看護師法
問い合わせ先	厚生労働省 医政局医事課試験免許室

　保健師の仕事は、人々の健康を守るために保健指導を行うことです。

　保健師の多くは、保健所や保健センターで、地域住民のための健康相談、健康診断、病気の予防など、健康増進のために働いています。個別に予防や治療に対応するだけでなく、健康で過ごせるように地域全体の環境を整えるのも保健師の役割です。

　保健所や保健センターで保健師として働くには、都道府県や市町村の地方公務員採用試験に合格しなくてはなりません。現在は保健師の有資格者はかなり多く、狭き門と言えるでしょう。

　ただ、最近では予防の重要性が認識されて、保健師の活躍の場は広がりつつあります。2008年から実施されている特定健康診査（いわゆるメタボ健診）後の特定保健指導では、多くの保健師が活躍しています。また、地域包括支援センターには介護予防を行うために、原則として保健師の配置が求められています。

　看護師はシフト制の交代勤務が一般的ですが、保健師として働く場合は、通常は日勤です。

　給料は勤務形態によりますが、看護師に比べてやや多めになるものの、それほど大きな差がつくわけではありません。

　保健師には、基本的には大学卒業程度の能力が求められます。最近では4年制大学などで看護師資格を取得後、大学院修士課程で保健師を目指すコースもあり、保健師の高学歴化が進んでいます。

活躍の場

- 保健所、保健センター、地域包括支援センター、精神保健センター
- 企業内や民間の健診センター　など

● 保健師

資格の取り方

- 通学　　　必須（定時制・通信制なし）
- 実務経験　不要
- 認定試験　必須（国家試験）

　保健師になるには看護師資格が必要です。また、1年以上の保健師養成校を修了して保健師国家試験に合格する必要があります。

　保健師養成校は、看護師になったあとに進学する1年以上のものと、高校卒業後に進学する4年制の看護師と保健師の統合カリキュラム校があります。統合カリキュラム校では、卒業時に看護師と保健師の両方の国家試験受験資格を与えられますが、看護師国家試験に合格しなければ、保健師国家試験に合格しても、保健師資格は与えられません。

　近年、看護師養成校の多くが4年制大学になり、保健師との統合カリキュラムが採用されてきました。しかし、保健師のための実習先の確保が難しくなったことなどから、ここ数年は保健師課程をなくして看護師養成課程のみにしたり、選択制にしてごく少数の学生しか保健師コースを受けられない大学が増えてきました。また、保健師教育の充実のため、看護大学卒業後に2年制の大学院修士課程で学ぶ保健師養成校も出てきています。地方公務員を目指すのであれば、充実した専門教育を受けられる大学院への進学を検討してみましょう。

ステップアップ

認定産業保健師、介護支援専門員（ケアマネジャー）　など

法律の定義　保健師助産師看護師法　　column

第二条　この法律において「保健師」とは、厚生労働大臣の免許を受けて、保健師の名称を用いて、保健指導に従事することを業とする者をいう。

助産師 国家資格

分野	看護
関連する法律	保健師助産師看護師法
問い合わせ先	厚生労働省 医政局医事課試験免許室

　助産師は、妊娠分娩を助け、妊婦や出産後の母親と新生児に健康指導を行います。新しい生命の誕生に立ち会うとてもやりがいがある仕事ですが、出産時のトラブルでは母子が生命を落としたり、子に障害が残ることも少なくなく、大変責任が重い仕事です。

　助産行為を業とできるのは医師と助産師だけです。医師はどのような場合にも対応できますが、助産師は正常分娩のみを扱い、異常を見つけた場合は医師に連絡して指示を受けなくてはなりません。

　海外では男性の助産師も存在しますが、日本では、いまのところ女性にしか資格取得が認められていません。

　病院や産院（助産所）の職員として働く場合はシフト制の交代勤務が一般的ですが、日勤のみで働く助産師もいます。

　給料は勤務形態などによりますが、看護師に比べてやや多めになるようです。

　医師が病院や診療所を開設できるように、助産師は産院を開設できるため、個人または数人の助産師仲間で産院を開設する働き方もあります。最近ではほとんどの女性が病院で出産しますが、産科医不足で出産ができる病院が減ってきたこと、家庭的な環境での出産を望む女性が増えたことなどから、産院の役割が期待されてきています。

活躍の場

- 病院（産婦人科）、診療所（産婦人科）、産院（助産所）　など

●助産師

資格の取り方

- **通学**　　　必須（定時制あり※、通信制なし）
- **実務経験**　不要
- **認定試験**　必須（国家試験）

※　前提となる看護師資格には、基本的に定時制なし。

　助産師になるには看護師資格が必要です。また、1年以上の助産師養成校を修了して助産師国家試験に合格する必要があります。

　助産師養成校は、看護師になったあとに進学する1年以上のものと、高校卒業後に進学する4年制の看護大学などで、卒業時に看護師と助産師の両方の国家試験受験資格を得られるものがあります。

　看護師になったあとに入学する助産師養成校は、全日制で1年制のもののほか、定時制で2年制のものがあります。また、大学院修士課程で助産師国家試験受験資格を得られるものもあります。

　一般に助産師養成校の定員は少なく、4年制の看護大学で助産師コースがあっても、ごく少人数しか選択できないことがあります。希望しても助産師コースを受講できない場合は、卒業後に別途養成校に通うしかありません。

ステップアップ

　介護支援専門員（ケアマネジャー）　など

法律の定義　保健師助産師看護師法　　column

第三条　この法律において「助産師」とは、厚生労働大臣の免許を受けて、助産又は妊婦、じょく婦若しくは新生児の保健指導を行うことを業とする女子をいう。

リハビリ
理学療法士 国家資格

分野	リハビリ
関連する法律	理学療法士及び作業療法士法
問い合わせ先	厚生労働省 医政局医事課試験免許室

　理学療法士はリハビリテーションの専門家として、さまざまな病気やケガで身体を自由に動かせなくなった人が機能を回復または維持する手助けをします。リハビリの方法はいろいろありますが、理学療法士は運動、温熱、電気、水、光線などを使った物理的な機能回復・維持訓練を行います。

　英語ではPhysical Therapistと呼ばれるため、PTと略されます。

　手術中やその直後（急性期）にベッドサイドで、入院して回復を待っている時期（亜急性期・回復期）に病院の訓練室で、ひととおりの治療が終わったあと（維持期）に高齢者福祉施設や患者宅でと、さまざまな時期と場所で、理学療法士は活躍します。

　機械的に訓練を指導したり手伝ったりするのではなく、患者が訓練しようとする意欲を引き出すのも、理学療法士の仕事のひとつです。

　医師の指示に従って訓練を行う場合もあれば、リハビリにあまり詳しくない医師に専門家としてアドバイスすることもあります。

　理学療法士になるには、高校卒業後に3年以上の養成校を修了するのが一般的で、最近では4年制大学の養成校が増えてきました。3年制の短期大学卒業から大学卒業程度の知識と能力が求められると言えるでしょう。

　勤務先によって異なりますが、理学療法士の年収は350～500万円程度です。現在、理学療法士の数はある程度充足していて、就職口は引く手あまたというほどではありません。ただ、訪問リハビリテーションやスポーツ関連の需要は、今後増えていきそうです。

●理学療法士

活躍の場

- 病院（急性期、回復期）、診療所（整形外科）
- 老人保健施設、老人福祉施設、訪問リハビリテーション　など

資格の取り方

- **通学**　　　必須（定時制あり、通信制なし）
- **実務経験**　不要
- **認定試験**　必須（国家試験）

　理学療法士になるには、理学療法士国家試験に合格しなくてはなりません。3年以上の理学療法士養成校を修了すると、国家試験受験資格を得られます。

　4年制の定時制の養成校があります。また、一部で3年制で夜間開講の養成校があります。ただし、実習先の診療時間にあわせるため、約5か月間の実習は昼間に受ける必要があります。

　なお、すでに作業療法士であれば、養成校で2年以上理学療法に関する知識と技能を修得すると、理学療法士国家試験受験資格を得られます。

ステップアップ

認定理学療法士、専門理学療法士、作業療法士、3学会合同呼吸療法認定士、日本糖尿病療養指導士、介護支援専門員（ケアマネジャー）　など

法律の定義　理学療法士及び作業療法士法　　column

第二条　この法律で「理学療法」とは、身体に障害のある者に対し、主としてその基本的動作能力の回復を図るため、治療体操その他の運動を行なわせ、及び電気刺激、マツサージ、温熱その他の物理的手段を加えることをいう。
3　この法律で「理学療法士」とは、厚生労働大臣の免許を受けて、理学療法士の名称を用いて、医師の指示の下に、理学療法を行なうことを業とする者をいう。

作業療法士 国家資格

分野	リハビリ
関連する法律	理学療法士及び作業療法士法
問い合わせ先	厚生労働省 医政局医事課試験免許室

　作業療法士は、身体や心の障害を持つ人が日常生活などで必要な能力を回復・維持し、社会生活に適応できるようにします。

　作業療法士は、日常生活動作、遊び、仕事などの作業活動を通して、治療や指導を行います。

　英語ではOccupational Therapistと呼ばれるため、OTと略されます。

　理学療法士が主に指や関節の動きなど身体機能の回復を図るのに対して、作業療法士は、日常生活や業務に必要な作業をどう行うかを考えます。たとえば、指が自由に動かなくてもペンを持って文字を書けるようになれば、日常生活の利便性はよくなります。また、理学療法士が基本的に身体の障害を持つ人を対象とするのに対して、作業療法士は精神の障害を持つ人も対象にします。

　機械的に訓練を指導したり手伝ったりするのではなく、患者が訓練しようとする意欲を引き出すのも、作業療法士の仕事のひとつです。

　作業療法士になるには高校卒業後に3年以上の養成校を修了するのが一般的で、最近では4年制大学の養成校が増えてきました。3年制の短期大学卒業から大学卒業程度の知識と能力が求められると言えるでしょう。

　勤務先によって異なりますが、作業療法士の年収は350〜450万円程度です。就職先は、現在引く手あまたというほどではありませんが、今後は訪問リハビリテーションや高齢者福祉施設などで需要が増えていきそうです。

活躍の場

- 病院（回復期、精神科）、診療所（整形外科、精神科）
- 老人保健施設、老人福祉施設、訪問リハビリテーション　など

資格の取り方

- **通学**　　必須（定時制あり、通信制なし）
- **実務経験**　不要
- **認定試験**　必須（国家試験）

　作業療法士になるには、作業療法士国家試験に合格しなくてはなりません。3年以上の作業療法士養成校を修了すると、国家試験受験資格を得られます。

　4年制の定時制の養成校があります。また、一部で夜間開講の3年制の養成校があります。ただし、実習先の診療時間にあわせるため、約5か月間の実習は昼間に受ける必要があります。

　なお、すでに理学療法士であれば、養成校で2年以上作業療法に関する知識と技能を修得すると、作業療法士国家試験受験資格を得られます。

ステップアップ

認定作業療法士、専門作業療法士、理学療法士、3学会合同呼吸療法認定士、介護支援専門員（ケアマネジャー）　など

法律の定義　理学療法士及び作業療法士法　　column

第二条
2　この法律で「作業療法」とは、身体又は精神に障害のある者に対し、主としてその応用的動作能力又は社会的適応能力の回復を図るため、手芸、工作その他の作業を行なわせることをいう。
4　この法律で「作業療法士」とは、厚生労働大臣の免許を受けて、作業療法士の名称を用いて、医師の指示の下に、作業療法を行なうことを業とする者をいう。

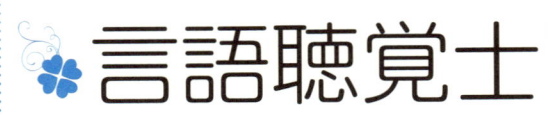

言語聴覚士 　国家資格

分野	リハビリ
関連する法律	言語聴覚士法
問い合わせ先	公益財団法人医療研修推進財団

　言語聴覚士とは、病気やケガ、発達障害などで、ことばによるコミュニケーションがうまくいかない人に検査を行ったり、必要な訓練や指導を実施して、機能を回復・維持する仕事です。対象となる障害や疾患には、失語症、言語発達遅滞、聴覚障害、発音障害、摂食・嚥下障害などがあります。

　英語ではSpeech-Language-Hearing Therapist と呼ばれ、STと略されます。

　基本的に高校卒業後に3年以上の通学が必要で、3年制の短期大学卒業から大学卒業程度の能力が求められます。

　勤務先によって異なりますが、言語聴覚士の年収は300～400万円程度です。1997年に始まった比較的新しい資格で、有資格者がまだそれほど多くないため、地域によっては不足しているようです。また、今後、高齢者が増えるとともにリハビリが必要な人の需要は高まりそうです。

活躍の場

- 病院、診療所、歯科医院　など

資格の取り方

- **通学**　　　必須（定時制はごくわずか、通信制なし）
- **実務経験**　不要
- **認定試験**　必須（国家試験）

　言語聴覚士になるには、言語聴覚士国家試験に合格しなければなりません。言語聴覚士国家試験の受験資格は、次のいずれかを満たすと得ら

れます。

- 高校卒業後、3年以上の言語聴覚士養成校を修了。
- 大学などで2年以上学んで指定科目を履修し、1年以上の言語聴覚士養成校を修了。
- 大学などで1年以上学んで指定科目を履修し、2年以上の言語聴覚士養成校を修了。
- 4年制大学で指定科目を履修して卒業。
- 4年制大学を卒業して、2年以上の言語聴覚士養成校を修了。

大学などで履修が必要な指定科目は、次ページの表のとおりです。

ステップアップ

認定言語聴覚士、介護支援専門員（ケアマネジャー）　など

法律の定義　言語聴覚士法 　column

第二条　この法律で「言語聴覚士」とは、厚生労働大臣の免許を受けて、言語聴覚士の名称を用いて、音声機能、言語機能又は聴覚に障害のある者についてその機能の維持向上を図るため、言語訓練その他の訓練、これに必要な検査及び助言、指導その他の援助を行うことを業とする者をいう。

■ 言語聴覚士養成校で学ぶ前に履修が必要な指定科目

大学などで2年以上学んで1年以上の養成校に進む場合	
ア	人文科学のうち2科目
イ	社会科学のうち2科目
ウ	自然科学のうち2科目（統計学を含む）
エ	外国語
オ	保健体育
カ	基礎医学（医学総論、解剖学、生理学および病理学を含む）、臨床医学（内科学、小児科学、精神医学、リハビリテーション医学、耳鼻咽喉科学、臨床神経学および形成外科学を含む）、臨床歯科医学（口腔外科学を含む）、音声・言語・聴覚医学（神経系の構造、機能および病態を含む）、臨床心理学、生涯発達心理学、学習・認知心理学（心理測定法を含む）、言語学、音声学、言語発達学、音響学（聴覚心理学を含む）、社会福祉・教育（社会保障制度、リハビリテーション概論および関係法規を含む）、言語聴覚障害学総論（言語聴覚障害診断学を含む）、失語・高次脳機能障害学、言語発達障害学（脳性麻痺および学習障害を含む）、発声発語・嚥下障害学（音声障害、構音障害および吃音を含む）および聴覚障害学（小児聴覚障害、成人聴覚障害、聴力検査並びに補聴器および人工内耳を含む）のうち8科目

大学などで1年以上学んで2年以上の養成校に進む場合	
ア	人文科学のうち2科目
イ	社会科学のうち2科目
ウ	自然科学のうち2科目（統計学を含む）
エ	外国語
オ	保健体育
カ	基礎医学（医学総論、解剖学、生理学および病理学を含む）、臨床医学（内科学、小児科学、精神医学、リハビリテーション医学、耳鼻咽喉科学、臨床神経学および形成外科学を含む）、臨床歯科医学（口腔外科学を含む）、音声・言語・聴覚医学（神経系の構造、機能および病態を含む）、臨床心理学、生涯発達心理学、学習・認知心理学（心理測定法を含む）、言語学、音声学、言語発達学、音響学（聴覚心理学を含む）および社会福祉・教育（社会保障制度、リハビリテーション概論および関係法規を含む）のうち4科目

4年制大学で指定科目を履修する場合	
ア	基礎医学（医学総論、解剖学、生理学および病理学を含む）
イ	臨床医学（内科学、小児科学、精神医学、リハビリテーション医学、耳鼻咽喉科学、臨床神経学および形成外科学を含む）
ウ	臨床歯科医学（口腔外科学を含む）
エ	音声・言語・聴覚医学（神経系の構造、機能および病態を含む）
オ	臨床心理学
カ	生涯発達心理学
キ	学習・認知心理学（心理測定法を含む）
ク	言語学
ケ	音声学
コ	言語発達学
サ	音響学（聴覚心理学を含む）
シ	社会福祉・教育（社会保障制度、リハビリテーション概論および関係法規を含む）
ス	言語聴覚障害学総論（言語聴覚障害診断学を含む）
セ	失語・高次脳機能障害学
ソ	言語発達障害学（脳性麻痺および学習障害を含む）
タ	発声発語・嚥下障害学（音声障害、構音障害および吃音を含む）
チ	聴覚障害学（小児聴覚障害、成人聴覚障害、聴力検査並びに補聴器および人工内耳を含む）
ツ	臨床実習

視能訓練士 国家資格

分野	リハビリ
関連する法律	視能訓練士法
問い合わせ先	厚生労働省 医政局医事課試験免許室

　視能訓練士は、眼科で人体への影響があまり高くない検査を行います。また、両眼視機能に障害がある人に対して、機能回復訓練を行います。

　両眼視機能とは、両眼でとらえた映像を脳で合成して立体的に見る能力です。両眼の視力に差があったり斜視があると、片方の眼だけで見てしまい、両眼視機能が発達しないことがあります。両眼視機能は9歳頃までに完成してしまうため、矯正訓練は主に子どもに対して行います。

　視能訓練士は英語ではOrthoptistと呼び、ORTと略されます。

　基本的に高校卒業後に3年以上の通学が必要で、3年制の短期大学卒業から大学卒業程度の能力が求められます。

　視能訓練士の年収は350～450万円程度です。有資格者数は全国で約1万名とそれほど多くないため、需要や待遇は地域によって差があります。就職先は、私立の眼科病院や眼科診療所が多くなっています。

活躍の場

- 病院（眼科）、診療所（眼科）　など

資格の取り方

- 通学　　　必須（定時制あり、通信制なし）
- 実務経験　不要
- 認定試験　必須（国家試験）

　視能訓練士になるには、視能訓練士国家試験に合格しなければなりません。視能訓練士国家試験の受験資格は、次のいずれかを満たすと得られます。

- 高校卒業後、3年以上の養成校を修了。
- 4年制大学、短期大学、看護師養成校、保育士養成校などで2年以上学んで指定科目を履修し、1年以上の養成校を修了。

3年以上の養成校には3年制または4年制の専門学校と、4年制大学があります。定時制の専門学校は、一般に4年制です。

1年以上の養成校で資格を取得する場合、大学などで履修が必要な科目は、以下のとおりです。

■ 履修が必要な科目

必修	外国語、心理学、保健体育、生物学、物理学、数学（統計学を含む）
選択（2科目）	教育学、倫理学、精神衛生、社会福祉、保育

ステップアップ

介護支援専門員（ケアマネジャー）　など

法律の定義　視能訓練士法

第二条　この法律で「視能訓練士」とは、厚生労働大臣の免許を受けて、視能訓練士の名称を用いて、医師の指示の下に、両眼視機能に障害のある者に対するその両眼視機能の回復のための矯正訓練及びこれに必要な検査を行なうことを業とする者をいう。

薬

薬剤師 国家資格

分野	薬
関連する法律	薬剤師法
問い合わせ先	厚生労働省 医薬食品局総務課分室

　薬剤師は、医薬品を管理し、必要に応じて調剤して販売または提供する仕事です。販売にあたって薬の飲み方を説明したり、健康や公衆衛生に関わる相談に乗ることもあります。

　薬は化学物質であるため、薬剤師には化学や物理の知識と技術が求められます。医療系の中でも、理系の要素が強い仕事です。

　薬剤師になるには6年制の薬学部を卒業する必要があり、大学院修士レベルの能力が求められていると言えるでしょう。

　就職先としては、病院、調剤薬局、ドラッグストアなどがあり、個人で薬局を開設することもできます。製薬会社で研究開発や医薬情報担当者（MR）の仕事をする薬剤師もいます。また、数はそれほど多くありませんが、保健所など行政機関で働く薬剤師もいます。

　病院や調剤薬局では、医師の処方に従って調剤するだけでなく、患者のベッドサイドや自宅に訪問して服薬指導をする機会が増えてきています。

　薬剤師の業務は基本的に日勤ですが、病院勤務では宿直や夜勤が必要な場合もあります。開店時間が長いドラッグストアなどでは、シフト制で早朝・夜間や休日に勤務することもあります。

　薬剤師は現在不足気味で、就職先がないということは、まずありません。職種にもよりますが、薬剤師の平均年収は530万円程度です。薬学部が6年制であることを考えると、高いかどうかは考え方次第でしょう。

活躍の場

- 調剤薬局、病院、ドラッグストア、保健所　など

●薬剤師

資格の取り方

- **通学**　　必須（定時制・通信制なし）
- **実務経験**　不要
- **認定試験**　必須（国家試験）

　薬剤師になるには、基本的に6年制の大学薬学部を卒業して、薬剤師国家試験に合格しなくてはなりません。

　以前は薬学部は4年制でしたが、臨床実習などを加えてよりレベルの高い薬剤師を養成するために、2006年入学以降は薬剤師養成課程は6年制になりました。一部4年制の薬学部がありますが、これらは薬学研究者や製薬・販売業の従事者を養成するもので、薬剤師国家試験受験資格は得られません。

　なお、通信制や定時制で学べる薬学部はありません。

　入学試験は医学部、歯学部に次いで難しく、国公立大学の偏差値はだいたい60以上です。私立大学では、かなり入りやすいところもありますが、一部の新設大学では大量の留年者が出たり、国家試験合格率が低迷するなどの問題が起きています。今後対策が進められると思われますが、大学選びは慎重にしたほうがよいでしょう。大学別の国家試験合格率は、インターネットなどで調べられます。

ステップアップ

認定薬剤師、専門薬剤師、日本糖尿病療養指導士、診療情報管理士、介護支援専門員（ケアマネジャー）　など

法律の定義　薬剤師法　　　　　　　　　　　　　　　column

第二条　薬剤師は、調剤、医薬品の供給その他薬事衛生をつかさどることによつて、公衆衛生の向上及び増進に寄与し、もつて国民の健康な生活を確保するものとする。

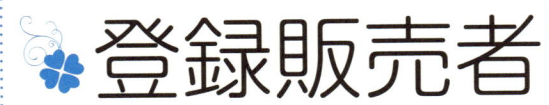

登録販売者 公的な資格

分野	薬
関連する法律	薬事法
問い合わせ先	各都道府県

　登録販売者は、2009年にできた比較的新しい資格です。これまで基本的に薬剤師のみに許可されていた医薬品の販売を、登録販売者が一定の範囲内で行えるようになりました。

　医薬品には医療用と一般用があり、一般用はさらに第一類、第二類、第三類に分かれます（ 参照 次ページの表）。医薬品を販売するには資格が必要で、薬剤師はすべての医薬品を取り扱えます。登録販売者は、一般用医薬品のうち第二類医薬品および第三類医薬品を販売できます。なお、薬剤師または登録販売者の管理・指導のもとに、資格を持たない店員が販売することは可能です。

　医薬品をドラッグストアなどで販売するには許可が必要で、店ごとに店舗管理者を置かなくてはなりません。登録販売者は、第二類および第三類医薬品のみを扱う店舗で店舗管理者になれます。また、3年以上の業務経験がある登録販売者は、第一類医薬品を取り扱う店舗の管理者になることができます。

　医薬品を販売するには薬剤師または登録販売者が必要なので、ドラッグストアやスーパーなどで一定の需要が見込まれます。ただ、取得には基本的に実務経験が必要なため、就職のためにあらかじめ取っておくというわけにはいきません。ドラッグストアなどで働く人は、取っておくと資格手当などで優遇されたり、転職の際に評価される可能性があります。

活躍の場

- 薬局、ドラッグストア、スーパー　など

■ 薬の種類

種類	販売できる人	説明	例
医療用医薬品	薬剤師のみ	医師または歯科医師の処方や指示のもとに使用されるもの	──
一般用医薬品	──	一般人が薬剤師から提供される情報などに基づいて自分の判断で使用するもの	──
第一類医薬品	薬剤師のみ	一般用医薬品としての使用経験が少ない等安全性上特に注意を要する成分を含むもの	医療用医薬品から一般用に切り替わって間もない薬など
第二類医薬品	薬剤師、登録販売者	まれに入院相当以上の健康被害を生じる可能性がある成分を含むもの	かぜ薬、解熱鎮痛薬など
第三類医薬品	薬剤師、登録販売者	日常生活に支障を来す程度ではないが、全身の変調・不調が起こる恐れがある成分を含むもの	ビタミン剤、整腸薬など

資格の取り方

- **通学**　　不要
- **実務経験**　基本的に必要
- **認定試験**　必須

　登録販売者になるには、都道府県知事が実施する登録販売者試験に合格しなくてはなりません。登録販売者試験を受験するには、以下の条件のいずれかを満たす必要があります。

- 大学薬学部（2006年以降の入学は6年制のみ）を卒業。
- 高校卒業以上で、1年以上の販売の実務経験がある。
- 高校卒業資格を持たない場合は、4年以上の販売の実務経験がある。

試験日は都道府県によって異なり、年1～2回、たいていは8月から10月頃に行われます。試験科目は、医薬品に共通する特性と基本的な知識、人体の働きと医薬品、薬事に関する法規と制度、主な医薬品とその作用、医薬品の適正使用と安全対策の5科目です。

　登録販売者試験の合格率は40～60％です。通学の義務がなく幅広い人が受けることを考えれば、それほど難解ではありません。ただ、事前にしっかり勉強する必要があるでしょう。受験用の通信教育や参考書が多数販売されています。

MR認定試験

分野	薬
関連する法律	なし
問い合わせ先	公益財団法人MR認定センター

　MRとは医療情報担当者（Medical Representatives）の略称で、医療用医薬品の広い意味での営業職です。ただし、直接の販売は卸業者が行います。MRは製薬企業を代表して医療機関を訪問し、医師や薬剤師に自社の医療用医薬品に関する情報を提供したり、現場での使用感や副作用情報を収集して製薬企業に報告します。

　製薬企業の社員のほか、MR業務を製薬企業から請け負うMR派遣企業の社員が、MRとして活動しています。

　MRになるのに法的な資格は必要ありません。ただ、医療スタッフに医療用医薬品の情報を説明するには、かなりの医学や薬学の知識が必要です。そこでMRの質を確保するために、製薬企業が主体となって認定制度ができました。

　現在、医薬品業界でMRとして働くためには、基本的にMR認定試験の合格が必要になっています。ただ、実際には入社後の研修と実務教育の結果で認定されるので、就職前にとっておくと有利といった資格ではありません。

　分野は問いませんが、一般的には大学卒業程度の能力が求められます。薬剤師や理系大学出身のMRもいますが、文系大学出身者も大勢います。

活躍の場

- 製薬企業、MR派遣企業　など

資格の取り方

- **通学**　　　必須（研修）
- **実務経験**　必須
- **認定試験**　必須

　製薬企業またはMR派遣企業で導入教育を受けるか、MR認定センターの教育研修施設で基礎教育300時間を受講して修了認定を受けると、MR認定試験の受験資格を得られます。認定試験に合格し、かつ実務教育150時間と実務経験（MR経験）6か月を修了すると、MR認定証を取得できます。

　企業の導入教育ではすべてまとめて受けられますが、MR認定センターの教育研修施設で基礎教育を受けた場合には、認定試験に合格しても、別途製薬企業またはMR派遣企業の社員になって実務教育と実務経験を経てからでないと、MR認定証を取得できません。

　試験は年1回12月に東京と大阪で行われ、「医薬品情報」「疾病と治療」「医薬概論」の3科目から出題されます。

　医師、歯科医師、薬剤師は、研修と試験において、「医薬品情報」「疾病と治療」の2科目が免除されます。

　なお、認定証は5年ごとに更新が必要です。所属する製薬企業かMR派遣企業で、一定の研修を受けて修了認定を受けると更新が認められます。

■ 導入教育のカリキュラム

教育研修科目		教育研修時間
基礎教育	医薬品情報	標準　70時間以上
	疾病と治療	標準　150時間以上
	医薬概論	標準　80時間以上
実務教育	技能・実地	必須　150時間以上
	製品知識	企業が必要とする時間

臨床検査技師　国家資格

検査・技術

分野	検査・技術
関連する法律	臨床検査技師等に関する法律
問い合わせ先	厚生労働省 医政局医事課試験免許室

　臨床検査技師は、医師や歯科医師の指示のもとに、さまざまな検査を行う仕事です。臨床検査技師が行う検査には、血液や病理組織標本など検体を用いる検体検査と、心電図検査や超音波検査など患者の身体の生理機能を測定する生理学的検査があります（参照 次ページの表）。また、臨床検査技師は、検査を行うために医師の指示を受けて採血することができます。

　検体、試薬、測定機器などを扱うには化学や物理学の知識が必要です。医療系の中でも、理系の要素が強い仕事です。

　高校卒業後に3年以上の養成校を修了する必要があり、3年制の短期大学卒業から大学卒業程度の能力が求められていると言えるでしょう。

　就職先としては、病院の臨床検査部門と臨床検査を専門に行う衛生検査所があります。基本的には日勤ですが、救急対応をする病院では、臨床検査技師が当直する場合があります。

　臨床検査技師はある程度数が充足しているため、医療機関への就職は引く手あまたという状況ではないようです。ただし、細胞検査士、緊急臨床検査士など専門的な能力が高い臨床検査技師は、需要が増える可能性があります。

　臨床検査技師の年収は、勤務先にもよりますが、400〜500万円程度です。

活躍の場

- 病院、衛生検査所　など

■ 臨床検査技師が行う検査

検体検査	微生物学的検査、血清学的検査、血液学的検査、病理学的検査、寄生虫学的検査、生化学的検査
生理学的検査	心電図検査、心音図検査、脳波検査、筋電図検査、基礎代謝検査、呼吸機能検査、脈波検査、熱画像検査、眼振電図検査、重心動揺計検査、超音波検査、磁気共鳴画像検査、眼底写真検査、毛細血管抵抗検査、経皮的血液ガス分圧検査、聴力検査

資格の取り方

- **通学**　　必須（定時制はごくわずか、通信制なし）
- **実務経験**　不要
- **認定試験**　必須（国家試験）

　臨床検査技師になるには、臨床検査技師国家試験に合格しなくてはなりません。高校卒業後、3年以上の臨床検査技師養成校を卒業すると、国家試験受験資格を得られます。4年制の定時制がありますが、数が少なく、本書の執筆時点では東京医学技術専門学校と京都保健衛生専門学校の2校のみです。

　そのほか、以下の条件を満たす場合も、臨床検査技師国家試験受験資格を得られます。

- 大学医学部または歯学部修了。
- 医師または歯科医師。
- 大学の獣医学部、薬学部、保健衛生学部などで必要な単位を取得し、指定した臨床検査技師養成所において、医用工学概論、臨床検査総論、臨床生理学、臨床化学及び放射性同位元素検査技術学の各科目を履修。

ステップアップ

臨床検査士1級・2級※、細胞検査士、緊急臨床検査士、超音波検査士、日本糖尿病療養指導士、健康運動指導士

※　他職種の専門○○、認定○○にあたる上位資格で、日本臨床検査同学院が認定します。

■ 臨床検査技師国家試験の科目
- **医用工学概論**（情報科学概論および検査機器総論を含む）
- **公衆衛生学**（関係法規を含む）
- **臨床検査医学総論**（臨床医学総論および医学概論を含む）
- **臨床検査総論**（検査管理総論および医動物学を含む）
- **病理組織細胞学**
- **臨床生理学**
- **臨床化学**（放射性同位元素検査技術学を含む）
- **臨床血液学**
- **臨床微生物学および臨床免疫学**

> **衛生検査技師とは？**　　　　　　　　　　　　　　　　　　　column
>
> 　衛生検査技師という名前を聞いたことがあるでしょうか。臨床検査技師とよく似た国家資格ですが、衛生検査技師は検体検査のみで、採血と生理学的検査ができないところが違います。
> 　法律が改正され、2011年度以降、新たに衛生検査技師になることはできなくなりました。ただし、すでに衛生検査技師の資格を持つ人は、いままでどおり衛生検査技師として働くことができます。

> **法律の定義　臨床検査技師等に関する法律**　　　　　　　　　column
>
> 第二条　この法律で「臨床検査技師」とは、厚生労働大臣の免許を受けて、臨床検査技師の名称を用いて、医師又は歯科医師の指示の下に、微生物学的検査、血清学的検査、血液学的検査、病理学的検査、寄生虫学的検査、生化学的検査及び厚生労働省令で定める生理学的検査を行うことを業とする者をいう。

細胞検査士

分野	検査・技術
関連する法律	なし
問い合わせ先	日本臨床細胞学会

　細胞検査士は、細胞病理検査（細胞診検査）について一定の能力があるとして、日本臨床細胞学会が認定する検査技師です。細胞検査士を取得するには、臨床検査技師または衛生検査技師の資格が必要です。

　細胞病理検査とは、人体から採取した細胞を染色して顕微鏡で観察し、がん細胞やその前段階の細胞がないかを確認する検査です。それらしい細胞があった場合に、確定診断を医師が行います。

　がん検診の広がりと共に需要が増えていくと予想されます。

活躍の場

- 病院、衛生検査所　など

資格の取り方

- **通学**　　　ルートによっては必須
- **実務経験**　ルートによっては必須
- **認定試験**　必須

　細胞検査士になるには、認定試験に合格しなくてはなりません。認定試験の受験資格は、次のとおりです。

- 細胞検査士養成コースのある大学（臨床検査技師養成校）を卒業。
- 臨床検査技師または衛生検査技師の資格取得後、細胞検査士養成所を修了。
- 臨床検査技師または衛生検査技師として、主として細胞診検査の実務に1年以上従事。

試験は年1回実施され、一次試験（10月）と二次試験（12月）があります。一次試験（筆記、カラープリントによる細胞像試験）に合格すると、二次試験（鏡検、実技）を受験でき、二次試験に合格すると細胞検査士として認定されます。

　認定試験は実技が中心で、合格率は20〜30％と低く、実務経験のみで合格するのは、かなり難しいと考えたほうがよいでしょう。

　細胞検査士養成所は、通常4月に始まり、認定試験のある10月から12月まで開講されます。

　高校卒業時点で細胞検査士を目指すと決まれば、臨床検査技師と同時に細胞検査士認定試験の受験資格を得られる大学に進学するのがよいでしょう。

ステップアップ

国際細胞検査士

国際細胞検査士

分野	検査・技術
関連する法律	なし
問い合わせ先	日本臨床細胞学会

　国際細胞検査士（International Cytotechnologist：CT IAC）は、細胞検査士として一定の能力があると国際細胞学会（IAC）が認定する国際資格です。国際細胞検査士になれば、多くの国で細胞検査士として働くことができます。ただし、国によってはその国の国内資格などが必要な場合があります。

　まず細胞検査士にならないと、国際細胞検査士になることはできません。

活躍の場

- 海外医療機関、海外検査所　など

資格の取り方

- 通学　　　不要
- 実務経験　不要
- 認定試験　必須

　国際細胞検査士になるには、国際細胞検査士認定試験に合格しなくてはなりません。認定試験を受けるには、細胞検査士の資格が必要です。

　試験は2年に1回、東京で実施されます。

緊急臨床検査士

分野	検査・技術
関連する法律	なし
問い合わせ先	公益社団法人日本臨床検査同学院

　緊急臨床検査士は、緊急臨床検査業務を正しく行うことができるとして、日本臨床検査医学会および日本臨床検査同学院が認定するものです。緊急臨床検査士を取得するには、臨床検査技師の資格が必要です。

　緊急臨床検査は、主に救急医療の際に緊急に行う臨床検査で、夜間や休日など同僚に頼れないときでも、1人で素早く正確な検査を行う技能が求められます。

活躍の場

- 病院　など

資格の取り方

- 通学　　　不要
- 実務経験　不要
- 認定試験　必須

　緊急臨床検査士になるには、認定試験に合格しなくてはなりません。認定試験を受けるためには、臨床検査技師の資格が必要です。

　試験は年1回実施され、筆記試験と実技試験があります。

診療放射線技師 国家資格

分野	検査・技術
関連する法律	診療放射線技師法
問い合わせ先	厚生労働省 医政局医事課試験免許室

　診療放射線技師は、医師や歯科医師の指示のもとに、放射線を用いた検査や治療を行います。レントゲン、CT、放射線照射治療など人体外からの照射を行うもので、人体内に放射性同位元素や機器を挿入するものは含みません。放射線照射以外に、医師や歯科医師の指示のもとに磁気共鳴画像診断（NMR）など画像診断の装置を用いた検査を行うことができます。

　放射線や画像診断機器を扱うには、物理学の知識が必要です。高度な医療機器を扱うため、機械類の操作が好きな人が向いています。

　基本的には高校卒業後に3年以上の養成校を卒業すれば取れる資格ですが、最近では4年制大学の養成校が増えています。大学卒業程度の能力が求められると言えるでしょう。

　勤務先によって異なりますが、診療放射線技師の年収は450〜550万円程度です。

活躍の場

- 病院、診療所　など

資格の取り方

- **通学**　　　必須（定時制あり、通信制なし）
- **実務経験**　不要
- **認定試験**　必須（国家試験）

　診療放射線技師になるには、診療放射線技師国家試験に合格しなくてはなりません。高校卒業後、3年以上の診療放射線技師養成校を卒業す

ると、国家試験受験資格を得られます。

4年制の定時制の養成校がありますが、ごくわずかです。

■ 診療放射線技師国家試験の科目
- 基礎医学大要
- 放射線生物学（放射線衛生学を含む）
- 放射線物理学
- 放射化学
- 医用工学
- 診療画像機器学
- エックス線撮影技術学
- 診療画像検査学
- 画像工学
- 医用画像情報学
- 放射線計測学
- 核医学検査技術学
- 放射線治療技術学および放射線安全管理学

ステップアップ

超音波検査士、放射線機器管理士※、放射線管理士※、医療画像情報精度管理士※、臨床実習指導教員※　など

※　日本診療放射線技師会が認定する資格で、取得するには講習などを受講後、認定試験に合格する必要があります。

法律の定義　診療放射線技師法　　column

第二条
2　この法律で「診療放射線技師」とは、厚生労働大臣の免許を受けて、医師又は歯科医師の指示の下に、放射線を人体に対して照射（撮影を含み、照射機器又は放射性同位元素（その化合物及び放射性同位元素又はその化合物の含有物を含む。）を人体内にそう入して行なうものを除く。以下同じ。）することを業とする者をいう。

臨床工学技士 国家資格

分野	検査・技術
関連する法律	臨床工学技士法
問い合わせ先	公益財団法人医療機器センター

　臨床工学技士は、医師の指示のもとに生命維持管理装置を操作して、診療の補助を行います。また、生命維持管理装置の保守点検も臨床工学技士の仕事のひとつです。

　生命維持管理装置とは、人の呼吸、循環、代謝の機能の一部を代替または補助するもので、人工呼吸器、人工心肺装置、血液透析装置などです。働く場所としては、病院の集中治療室（ICU）や手術室、人工腎臓透析を実施する診療所などがあります。

　英語では、Clinical EngineerまたはMedical Engineerと呼ばれ、CEまたはMEと略されます。

　高度な医療機器を扱うため、機械類の操作が好きな人が向いています。

　勤務先によって異なりますが、臨床工学技士の年収は400万～500万円程度です。

活躍の場

- 病院、診療所、医療機器メーカー　など

資格の取り方

- **通学**　　　必須（定時制はごくわずか、通信制なし）
- **実務経験**　不要
- **認定試験**　必須（国家試験）

　臨床工学技士になるには、臨床工学技士国家試験に合格しなくてはなりません。次の条件のうちいずれかを満たすと、国家試験受験資格を得られます。

- 高校卒業後、3年以上の臨床工学技士養成校を修了。
- 大学などで2年以上学んで指定科目を履修し、1年以上の臨床工学技士養成校を修了。
- 大学などで1年以上学んで指定科目を履修し、2年以上の臨床工学技士養成校を修了。
- 4年制大学で指定科目を履修して卒業。

大学などで履修が必要な指定科目は、次ページの表のとおりです。

ステップアップ

透析技術認定士、体外循環技術認定士、3学会合同呼吸療法認定士、臨床高気圧治療技師、臨床ME専門認定士　など

法律の定義　臨床工学技士法　column

第二条　この法律で「生命維持管理装置」とは、人の呼吸、循環又は代謝の機能の一部を代替し、又は補助することが目的とされている装置をいう。
2　この法律で「臨床工学技士」とは、厚生労働大臣の免許を受けて、臨床工学技士の名称を用いて、医師の指示の下に、生命維持管理装置の操作（生命維持管理装置の先端部の身体への接続又は身体からの除去であつて政令で定めるものを含む。以下同じ。）及び保守点検を行うことを業とする者をいう。

■ 臨床工学技士養成校で学ぶ前、もしくは大学卒業時に履修が必要な指定科目

大学などで2年以上学んで1年以上の養成校に進む場合	
ア	人文科学のうち2科目
イ	社会科学のうち2科目
ウ	自然科学のうち2科目
エ	外国語
オ	保健体育
カ	公衆衛生学、解剖学、生理学、病理学、生化学、免疫学、看護学概論、保健技術学、応用数学、医用工学概論、システム工学、情報処理工学、電気工学、電子工学、物性工学、機械工学、材料工学、計測工学、放射線工学概論、臨床医学概論及び内科診断学のうち8科目

大学などで1年以上学んで2年以上の養成校に進む場合	
ア	人文科学のうち2科目
イ	社会科学のうち2科目
ウ	自然科学のうち2科目
エ	外国語
オ	保健体育
カ	公衆衛生学、解剖学、生理学、病理学、生化学、免疫学、看護学概論、保健技術学、応用数学、医用工学概論、システム工学、情報処理工学、電気工学、電子工学、物性工学、機械工学、材料工学、計測工学、放射線工学概論、臨床医学概論及び内科診断学のうち4科目

4年制大学で指定科目を履修する場合
公衆衛生学、解剖学、生理学、病理学、生化学、免疫学、看護学概論、保健技術学、応用数学、医用工学概論、システム工学、情報処理工学、電気工学、電子工学、物性工学、機械工学、材料工学、計測工学、放射線工学概論、臨床医学概論及び内科診断学のうち4科目

●臨床工学技士

■ 臨床工学技士の専門認定士と認定団体

- **透析技術認定士**（血液浄化業務）
  日本腎臓学会、日本泌尿器科学会、日本人工臓器学会、日本移植学会、日本透析医学会

- **体外循環技術認定士**（人工心肺業務）
  日本人工臓器学会、日本胸部外科学会、日本心臓血管外科学会、日本体外循環技術医学会

- **3学会合同呼吸療法認定士**（呼吸療法業務）（参照 94ページ）
  日本胸部外科学会、日本呼吸器学会、日本麻酔科学会

- **臨床高気圧治療技師**（高気圧治療業務）
  日本高気圧環境医学会

- **臨床ME専門認定士**（保守点検業務・安全管理業務）
  日本生体医工学会、日本医療機器学会

専門

超音波検査士

分野	専門
関連する法律	なし
問い合わせ先	一般社団法人日本超音波医学会

　看護師、准看護師、臨床検査技師、診療放射線技師は、医師の指示のもとに超音波検査を行うことができますが、実際に正確な検査を行うには、専門的な知識と技能が必要です。そこで、医療スタッフとして超音波検査に習熟していることを日本超音波医学会が認定するのが、超音波検査士です。

　看護師、准看護師、臨床検査技師、診療放射線技師のいずれかの国家資格を持つ人が対象です。

　認定は体表臓器・循環器・消化器・泌尿器・産婦人科・健診・血管の臨床領域別に行われます。申し込みの際に検査実績を提出する必要があり、実際に検査を行っている人でないと受験できません。

活躍の場

- 病院、診療所　など

資格の取り方

- **通学**　　　不要
- **実務経験**　必須
- **認定試験**　必須

　超音波検査士になるには、認定試験に合格しなくてはなりません。認定試験の受験資格は、以下のとおりです。

- 看護師、准看護師、臨床検査技師、診療放射線技師のいずれかの資格を持つこと。

- 受験年度の12月31日までに、3年以上継続して、日本超音波医学会の正会員または準会員、または日本超音波検査学会の会員であること。
- 日本超音波医学会が認定する超音波専門医または指導検査士（消化器・泌尿器・産婦人科領域に限る）1名の推薦を受けられること。

試験は、体表臓器・循環器・消化器・泌尿器・産婦人科・健診・血管の臨床領域別に行われ、1年度に1領域しか受験できません。

試験は書類審査と筆記試験で評価されます。

書類審査は、申請時に提出する本人が実際に行った超音波実績（抄録20例）に基づいて行われます。

ステップアップ

超音波指導検査士

3学会合同呼吸療法認定士

分野	専門
関連する法律	なし
問い合わせ先	公益財団法人医療機器センター

　医療スタッフとして、呼吸療法に習熟していることを認定する資格です。臨床工学技士、看護師、准看護師、理学療法士、作業療法士の国家資格を持つ人が対象です。

　日本胸部外科学会、日本呼吸器学会、日本麻酔科学会の3学会が選出した委員からなる3学会合同呼吸療法認定士認定委員会が認定します。認定に関わる業務は、認定委員会から委託を受けた公益財団法人医療機器センターが実施しています。

活躍の場

- 病院（ICUなど呼吸管理が必要な部門）　など

資格の取り方

- 通学　　　必須（2日間の研修）
- 実務経験　必須
- 認定試験　必須

　3学会合同呼吸療法認定士認定講習会を受講し、3学会合同呼吸療法認定士認定試験に合格すると認定されます。

　認定講習会を受講するには、臨床工学技士、看護師、准看護師、理学療法士、作業療法士のいずれかの資格を持ち、臨床工学士、看護師、理学療法士、作業療法士は2年以上、准看護師は3年以上の常勤での実務経験があり、さらに過去5年以内に認定委員会が認める学会や講習会に一定以上出席しなくてはなりません。

日本糖尿病療養指導士

分野	専門
関連する法律	なし
問い合わせ先	一般社団法人日本糖尿病療養指導士認定機構

　糖尿病患者の自己管理を指導する専門知識と技能を持つことを認定する資格です。

　看護師、管理栄養士、薬剤師、臨床検査技師、理学療法士の資格を持ち、2年以上糖尿病療養指導を行った実務経験がないと認定試験を受けられません。

活躍の場

- 病院、診療所　など

資格の取り方

- 通学　　　必須（2日間の講習またはe-ラーニング）
- 実務経験　必須
- 認定試験　必須

　日本糖尿病療養指導士認定試験に合格すると認定されます。認定試験を受験するには、以下のすべての条件を満たす必要があります。

- 看護師、管理栄養士、薬剤師、臨床検査技師、理学療法士のいずれかの資格を取得。
- 過去10年以内に継続して2年以上、次ページの条件すべてに一致する医療施設に勤務し、糖尿病患者の療養指導業務に従事。
- 上記の期間中に通算1,000時間以上糖尿病患者の療養指導を実施。
- 上記の期間中にその医療施設で実際に携わった糖尿病療養指導の自験例が10例以上。

- 日本糖尿病療養指導士認定機構が実施する講習会を受講し、受講修了証を取得。

　講習会は年1回、全国9会場で2日間開催され、8週間のうち都合のよい時間にオンデマンド方式で視聴できるe-ラーニングでの受講も可能です。

　認定試験は年1回実施され、マークシート方式の筆記試験と、受験申請時に提出する10症例の「糖尿病療養指導自験例の記録」によって評価されます。

　なお、受験資格は変更される場合があります。

■ 糖尿病療養指導の実務経験とみなされる医療施設の条件

(1)	当該施設に勤務する、以下の（イ）（ロ）のいずれかに該当する医師が、糖尿病療養指導にあたり受験者を指導していること。
	（イ）常勤または非常勤の日本糖尿病学会専門医 　　　（非常勤の場合、勤務は月1回以上） （ロ）日本糖尿病学会の会員で糖尿病の診療と療養指導に従事している常勤の医師
(2)	外来で糖尿病患者の診療が恒常的に行われていること。
(3)	糖尿病の患者教育、食事指導が恒常的に行われていること。

糖尿病って、どんな病気？ column

　厚生労働省の「2012年国民健康・栄養調査結果」によれば、糖尿病が強く疑われる人（糖尿病有病者）は全国で約950万人と推計され、5年前の前回調査よりも約60万人増加しました。糖尿病の可能性を否定できない人（糖尿病予備群）は前回調査よりもやや減ったとはいえ約1,100万人で、あわせて約2,050万人、日本人の約6分の1が、糖尿病またはその予備群です。

　糖尿病は、インスリンの効きが悪くなり、血糖値が上がった状態が続く病気です。初期にはまったく自覚症状がないものの、長年の間に病気が進行するとさまざまな合併症が起こり、下肢の切断、失明、腎機能低下による人工腎臓透析など、重篤な病状につながります。命に関わる心臓疾患や脳血管障害も起こりやすくなり、非常に恐ろしい病気です。

　糖尿病の大半は生活習慣が原因の2型糖尿病です。治療には薬で血圧を下げるだけでなく、食生活や運動など生活習慣の改善が重要です。糖尿病に詳しく、栄養指導や運動指導ができる専門家が求められています。

歯

歯科医師 国家資格

分野	歯
関連する法律	歯科医師法
問い合わせ先	厚生労働省 医政局医事課試験免許室

　歯科医師は、歯科の治療と保健指導を行います。

　歯科とは、歯と歯に関わる口の中（口腔）全般を指し、虫歯や歯周病の治療、義歯や入れ歯の作成、かみ合わせの調整、歯石の除去、抜歯などが主な仕事です。大病院では、大きな手術も行われます。

　口の中の状態は、食べる力に関わるため、人の健康に大きく関係します。また、人体に関わる処置はときには生命に危険が及ぶことがあり、医師と並んで責任が重い仕事です。

　最近では、寝たきりの高齢者などを対象に、介護施設や個人の住宅に出かける訪問歯科診療が増えてきました。また、歯列矯正やホワイトニングなど、歯を美しく見せる審美歯科を重点的に行う歯科診療所もあります。

　歯科医師になるには6年制の歯学部を卒業する必要があり、大学院修士レベルの能力が求められていると言えるでしょう。

　病院の歯科や歯科診療所で勤務するほか、個人または仲間と共同で歯科診療所を開設する働き方が多い職業です。

　歯科医師の年収は、働き方にもよりますが、700〜1000万円程度です。ただ、現在、歯科医師は供給過剰で歯科診療所は乱立ぎみです。収入は経営手腕に大きく左右されます。

活躍の場

- 病院（歯科）、歯科診療所　など

資格の取り方

- **通学**　　必須（定時制・通信制なし）
- **実務経験**　不要
- **認定試験**　必須（国家試験）

　歯科医師になるには、歯科医師国家試験に合格しなくてはなりません。高校卒業後、6年制の大学歯学部を卒業すると、国家試験受験資格を得られます。

　なお、歯科医師として診療を行うためには、歯学部または医学部のある大学附属病院か厚生労働大臣に指定された病院または診療所で、1年以上、歯科の臨床研修を受けなくてはなりません。

　歯学部は難関ですが、医学部よりはやや入りやすく、薬学部と同じくらいです。私立大学の中にはかなり入りやすいところもありますが、国家試験合格率がかなり低い大学もあるため、注意が必要です。

ステップアップ

介護支援専門員（ケアマネジャー）　など

法律の定義　歯科医師法　　　　　　　　　　　　　　　column

第一条　歯科医師は、歯科医療及び保健指導を掌ることによつて、公衆衛生の向上及び増進に寄与し、もつて国民の健康な生活を確保するものとする。

歯科衛生士 国家資格

分野	歯
関連する法律	歯科衛生士法
問い合わせ先	一般財団法人歯科医療振興財団

　歯科衛生士は、歯と口の中（口腔）の健康を守る仕事です。具体的な業務としては、歯と口の中の付着物の除去（口腔ケア）、薬品の塗布、歯科診療の補助、歯みがき指導などの保健指導があります。

　以前は女性のみが取れる資格でした。現在は男性でも歯科衛生士になれますが、男性の歯科衛生士は非常に少数です。

　高校卒業後に3年以上の養成校を卒業する必要があり、3年制の短期大学卒業程度の能力が求められていると言えるでしょう。最近では、4年制大学の歯科衛生士養成校も増えています。

　職場によって異なりますが、歯科衛生士の年収は、300万〜400万円程度です。

　歯科診療所の数は多く求人は常にありますが、大半は個人経営のため、安定して働き続けられる就職口は、それほど多くありません。最近では、訪問歯科診療のスタッフとして、歯科衛生士の募集が目立つようになってきました。介護保険で口腔ケアが認められていることもあり、今後、訪問歯科診療は伸びていくでしょう。

活躍の場

- 病院（歯科）、歯科診療所（訪問含む）
- 高齢者介護施設　など

資格の取り方

- **通学**　　　必須（定時制あり、通信制なし）
- **実務経験**　不要
- **認定試験**　必須（国家試験）

歯科衛生士になるには、歯科衛生士国家試験に合格しなくてはなりません。高校卒業後、3年以上の養成校を卒業すると国家試験受験資格を得られます。

　養成校には定時制があり、通常は全日制と同じ3年制です。

　養成校は、女性のみを募集するところが少なくありません。

■ いろいろな専門・認定歯科衛生士
- **認定歯科衛生士**※ … 日本歯科衛生士会
- **日本歯周病学会認定歯科衛生士** … 日本歯周病学会
- **インプラント専門歯科衛生士** … 日本口腔インプラント学会
- **日本歯科審美学会歯科衛生認定士** … 日本歯科審美学会
- **ホワイトニングコーディネーター** … 日本歯科審美学会
- **日本成人矯正歯科学会矯正歯科衛生士** … 日本成人矯正歯科学会

※生活習慣病予防（特定保健指導）、在宅療養指導（口腔機能管理）、摂食・嚥下リハビリテーションの3つのコースがあります。

ステップアップ

認定歯科衛生士、介護支援専門員（ケアマネジャー）　など

法律の定義　歯科衛生士法　　　　　　　　　　　column

第二条　この法律において「歯科衛生士」とは、厚生労働大臣の免許を受けて、歯科医師（歯科医業をなすことのできる医師を含む。以下同じ。）の直接の指導の下に、歯牙及び口腔の疾患の予防処置として次に掲げる行為を行うことを業とする女子※をいう。
　一　歯牙露出面及び正常な歯茎の遊離縁下の付着物及び沈着物を機械的操作によつて除去すること。
　二　歯牙及び口腔に対して薬物を塗布すること。
2　歯科衛生士は、保健師助産師看護師法（昭和二十三年法律第二百三号）第三十一条第一項及び第三十二条の規定にかかわらず、歯科診療の補助をなすことを業とすることができる。
3　歯科衛生士は、前二項に規定する業務のほか、歯科衛生士の名称を用いて、歯科保健指導をなすことを業とすることができる。

※歯科衛生士法附則第2項により、男子についても準用されます。

歯科技工士 国家資格

分野	歯
関連する法律	歯科技工士法
問い合わせ先	各都道府県 衛生主管部局

　歯科技工士は、歯科医師の指示をもとに、義歯や歯の補てん物の製作や加工を行う仕事です。

　養成校は通常2年制で、短期大学卒業程度の能力が求められると言えるでしょう。ただし、歯科技工士を養成する4年制大学もあります。

　機能的にも見た目にもすぐれた義歯や補てん物を作るには、高度な技術が必要です。こだわりをもってものづくりをしたい人が向いています。

　現在、歯科診療所が独自で歯科技工士を雇うことは少なく、多くは歯科技工所に外注するため、就職先は歯科技工所が多くなるでしょう。

　就職先によって異なりますが、歯科技工士の年収は400万〜450万円程度です。腕が重要な世界で、歯科は自由診療が広まっているため、確かな腕を磨けば高収入を見込めます。

活躍の場

- 歯科技工所
- 病院（歯科）、歯科診療所
- 歯科器材メーカー　など

資格の取り方

- 通学　　　必須（定時制あり、通信制なし）
- 実務経験　不要
- 認定試験　必須（国家試験）

　歯科技工士になるには、歯科技工士国家試験に合格しなくてはなりません。歯科技工士養成校を卒業すると、国家試験受験資格を得られます。

●歯科技工士

そのほか、歯科医師国家試験受験資格がある人も、歯科技工士国家試験受験が可能です。

　歯科技工士養成校は、通常2年制ですが、3年制のものや4年制大学のものもあります。3年制の定時制の養成校もあります。

> **法律の定義　歯科技工士法**　column
>
> 第二条　この法律において、「歯科技工」とは、特定人に対する歯科医療の用に供する補てつ物、充てん物又は矯正装置を作成し、修理し、又は加工することをいう。ただし、歯科医師（歯科医業を行うことができる医師を含む。以下同じ。）がその診療中の患者のために自ら行う行為を除く。
> 2　この法律において、「歯科技工士」とは、厚生労働大臣の免許を受けて、歯科技工を業とする者をいう。

歯科助手資格認定制度

分野	歯
関連する法律	なし
問い合わせ先	各都道府県の歯科医師会

歯科助手として、一定の研修を受けたことを認定するものです。

歯科助手は歯科診療所で、受付、診療報酬請求、機器や薬品の管理、診療の手伝いをする仕事です。法律上、診療の補助は歯科衛生士や看護師にしか認められていないため、歯科助手ができるのは、治療中ライトをあてたり唾液を吸引するなどのごく簡単なアシスタント業務です。

歯科助手の年収は、だいたい250万円程度です。

就職のためにあらかじめ取るというよりも、すでに歯科診療所で働く人が、仕事に必要な研修を受けた証明と考えるとよいでしょう。

活躍の場

- 歯科診療所　など

資格の取り方

- **通学**　　必須（研修）
- **実務経験**　不要
- **認定試験**　なし

各都道府県歯科医師会が実施する研修を修了すると認定されます。

歯科医師会によっては研修を実施していなかったり、受講条件が会員の歯科診療所に勤務する人に限定されている場合があります。

主に診療室内の仕事に必要な知識と技能を修得する乙種第一（講習52時間）と、主に事務の仕事に必要な知識と技能を修得する乙種第二（講習40時間）、さらに高度で、歯科助手の業務全般に必要な知識と技能を修得する甲種（講習400時間）があります。

歯科助手技能認定

分野	歯
関連する法律	なし
問い合わせ先	一般財団法人日本医療教育財団

　歯科助手として、受付、診療報酬請求、機器や薬品の管理、診療の手伝いについて一定の知識と技能があることを認定するものです。

　歯科助手の仕事については、歯科助手資格認定制度を参照してください。

活躍の場

- 歯科診療所　など

資格の取り方

- **通学**　　　必須（定時制なし、通信制あり）
- **実務経験**　不要
- **認定試験**　必須

　一般財団法人日本医療教育財団が承認した教育機関で、数ヵ月から半年程度の講座を受講し、修了試験に合格すると認定されます。

　講座には、通学制や通信制のものがあります。

施術

柔道整復師 国家資格

分野	施術
関連する法律	柔道整復師法
問い合わせ先	公益財団法人柔道整復研修試験財団

　柔道整復師は、柔道整復を行う仕事です。柔道整復は、柔道の技術をもとに行う伝統療法の一種で、手術や投薬をせずに、手で身体を押す、叩くなど刺激を与えることで、骨折、脱臼、捻挫、挫傷、打撲などのケガを治療します。

　柔道整復師が施術を行う施術所は、一般に接骨院、整骨院、整体院などと呼ばれています。病院などのリハビリテーション部門やスポーツ施設で働く柔道整復師もいます。

　柔道整復師は、一定の条件でケガの治療を医療保険で行うことができます。また、介護保険で機能訓練指導員を務められます。

　柔道整復師になるには、高校卒業後に3年以上の柔道整復師養成校で学ぶ必要があります。4年制大学の養成校も増えています。

　養成校では基礎的な医学も学びますが、どちらかというと知識よりも手技の熟練を求められる仕事です。

　柔道整復師の年収は、300万～1000万円程度です。接骨院などに勤務する場合の初任給はそれほど高くありません。技術の高さと、開業した場合は経営手腕によって、収入に大きな差がでます。

活躍の場

- 接骨院（施術所）、病院（整形外科、リハビリテーション科）、診療所（整形外科）
- 老人介護施設、スポーツ施設　など

資格の取り方

- **通学**　　　必須（定時制あり、通信制なし）
- **実務経験**　不要
- **認定試験**　必須（国家試験）

　柔道整復師になるには、柔道整復師国家試験に合格しなくてはなりません。高校卒業後、3年以上の柔道整復師養成校を修了すると国家試験受験資格を与えられます。

■ 柔道整復師国家試験の科目
- 解剖学
- 生理学
- 運動学
- 病理学概論
- 衛生学・公衆衛生学
- 一般臨床医学
- 外科学概論
- 整形外科学
- リハビリテーション医学
- 柔道整復理論および関係法規

ステップアップ

介護支援専門員（ケアマネジャー）　など

施術とは？

　施術とは一般に手術などの治療のことですが、医療関係の法律では、西洋医学とは異なる伝統医学による柔道整復、はり、きゅう、あん摩マッサージ指圧を「施術」と呼んでいます。

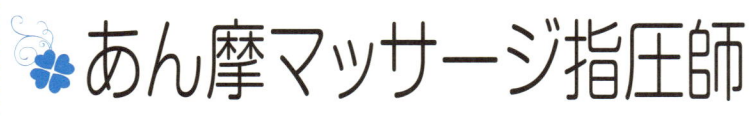

あん摩マッサージ指圧師 国家資格

分野	施術
関連する法律	あん摩マッサージ指圧師、はり師、きゅう師等に関する法律
問い合わせ先	公益財団法人東洋療法研修試験財団

　あん摩マッサージ指圧師は、あんま、マッサージ、指圧を施術する仕事です。医師以外であんま、マッサージ、指圧を業として行えるのは、あん摩マッサージ指圧師のみです。

　あん摩マッサージ指圧は伝統的に視覚障害者の職業とされてきましたが、現在は特に制限はなく、健常者もあん摩マッサージ指圧師の資格を取得できます。

　あん摩マッサージ指圧師は、介護保険で機能訓練指導員を務めることができます。

　あん摩マッサージ指圧師の年収は一般に300万～400万円程度です。高度な技術を身につければさらに高い収入を得ることは可能です。

活躍の場

- 施術所
- 老人介護施設、スポーツ施設　など

資格の取り方

- 通学　　　必須（定時制あり、通信制なし）
- 実務経験　不要
- 認定試験　必須（国家試験）

　あん摩マッサージ指圧師になるには、あん摩マッサージ指圧師国家試験に合格しなくてはなりません。高校卒業後、3年以上のあん摩マッサージ指圧師養成校を修了すると、国家試験受験資格を与えられます。

　あん摩マッサージ指圧師の養成校には、はり師ときゅう師の養成校を

兼ねる学校もあります。

■ あん摩マッサージ指圧師国家試験の科目
- 医療概論（医学史を除く）
- 衛生学・公衆衛生学
- 関係法規
- 解剖学
- 生理学
- 病理学概論
- 臨床医学総論
- 臨床医学各論
- リハビリテーション医学
- 東洋医学概論・経絡経穴概論
- あん摩マッサージ指圧理論及び東洋医学臨床論

ステップアップ

介護支援専門員（ケアマネジャー）　など

はり師 国家資格

分野	施術
関連する法律	あん摩マツサージ指圧師、はり師、きゆう師等に関する法律
問い合わせ先	公益財団法人東洋療法研修試験財団

　東洋で古くから行われてきたはり（鍼）を施術する仕事です。医師以外ではり治療を業として行えるのは、はり師のみです。

　はり師ときゅう師は別々の資格ですが、両方を兼ねる養成校が多く、両方の資格を持つ人を一般に鍼灸師と呼んでいます。

　鍼灸師の年収は、一般に300万〜400万円程度です。高度な技術を身につけて開業すれば、さらに高い年収を得ることは可能です。

活躍の場

- 鍼灸施術所、接骨院、病院（整形外科）、診療所（整形外科）　など

資格の取り方

- **通学**　　　必須（定時制あり、通信制なし）
- **実務経験**　不要
- **認定試験**　必須（国家試験）

　はり師になるには、はり師国家試験に合格しなくてはなりません。高校卒業後、3年以上のはり師養成校を修了すると国家試験受験資格を与えられます。

　はり師ときゅう師の養成校を兼ねる学校が一般的で、あん摩マッサージ指圧師の養成校も兼ねるところもあります。

　はり師ときゅう師の国家試験を同時に受ける場合は、共通科目はどちらか一方の受験を免除されます。

●はり師

■ はり師国家試験の科目
- 医療概論（医学史を除く）
- 衛生学・公衆衛生学
- 関係法規
- 解剖学
- 生理学
- 病理学概論
- 臨床医学総論
- 臨床医学各論
- リハビリテーション医学
- 東洋医学概論
- 経絡経穴概論
- はり理論及び東洋医学臨床論

ステップアップ

介護支援専門員（ケアマネジャー）　など

きゅう師 国家資格

分野	施術
関連する法律	あん摩マツサージ指圧師、はり師、きゅう師等に関する法律
問い合わせ先	公益財団法人東洋療法研修試験財団

　東洋で古くから行われてきたきゅう（灸）を施術する仕事です。医師以外で灸を業として行えるのは、きゅう師のみです。

　はり師ときゅう師は別々の資格ですが、両方を兼ねる養成校が多く、両方の資格を持つ人を一般に鍼灸師と呼んでいます。

　鍼灸師の年収は、一般に300万〜400万円程度です。高度な技術を身につけて開業すれば、さらに高い年収を得ることは可能です。

活躍の場

- 鍼灸施術所、接骨院、病院（整形外科）、診療所（整形外科）　など

資格の取り方

- **通学**　　　必須（定時制あり、通信制なし）
- **実務経験**　不要
- **認定試験**　必須（国家試験）

　きゅう師になるには、きゅう師国家試験に合格しなくてはなりません。高校卒業後、3年以上のきゅう師養成校を修了すると国家試験受験資格を与えられます。

　はり師ときゅう師の養成校を兼ねる学校が一般的で、あん摩マッサージ指圧師の養成校も兼ねるところもあります。

　はり師ときゅう師の国家試験を同時に受ける場合は、共通科目はどちらか一方の受験を免除されます。

■ きゅう師国家試験の科目
- 医療概論（医学史を除く）
- 衛生学・公衆衛生学
- 関係法規
- 解剖学
- 生理学
- 病理学概論
- 臨床医学総論
- 臨床医学各論
- リハビリテーション医学
- 東洋医学概論
- 経絡経穴概論
- きゅう理論及び東洋医学臨床論

ステップアップ

介護支援専門員（ケアマネジャー）　など

栄養

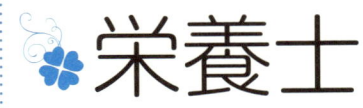

栄養士 公的な資格

分野	栄養
関連する法律	栄養士法
問い合わせ先	各都道府県

栄養士は、栄養指導を行う仕事です。病院、学校、福祉施設などで、栄養学に基づいた献立の作成、調理、栄養管理などを行います。

栄養士の資格は2年制の養成校卒業で取得できます。短期大学卒業または専門学校卒業程度の知識と技能が求められていると言えるでしょう。

勤務先によって差がありますが、栄養士の年収は300万〜400万円程度です。実務経験を積んだあとで管理栄養士資格を取得すれば、さらに収入が上がっていく可能性はあります。

栄養士と管理栄養士は名称独占の資格で、資格がなければ仕事ができないわけではありません。しかし、医療機関で栄養指導を行うためには、より専門的な知識を身につけた管理栄養士を目指すほうがよいでしょう。

活躍の場

- 病院
- 高齢者介護施設　など

資格の取り方

- **通学**　　必須（定時制・通信制なし）
- **実務経験**　不要
- **認定試験**　なし

栄養士養成校（または管理栄養士養成校）で2年以上学んで必要な単位を履修後、都道府県知事に申請すると免許を得られます。

全国の短期大学、4年制大学、専門学校などが栄養士養成校として指定されています。ただし、通信制や定時制の学校はなく、最低2年、昼

間に通学する必要があります。

ステップアップ

管理栄養士、介護支援専門員（ケアマネジャー）

管理栄養士 国家資格

分野	栄養
関連する法律	栄養士法
問い合わせ先	厚生労働省 健康局がん対策・健康増進課栄養指導室

　管理栄養士とは、高度な専門知識と技術に基づいて、栄養指導を行う仕事です。病気療養中の人への栄養指導、個人の身体の状況や栄養状態に応じて健康の保持・増進を図ったり、特定多数に対して継続的に食事を供給するなどの業務を行います。

　医療機関では、献立作成に限らず、糖尿病などの個々の患者の病状にあわせた栄養指導をする機会が増えています。

　管理栄養士になるには、4年制の養成校卒業、または栄養士になったあと、養成校での修学とあわせて5年以上の実務経験を積む必要があり、大学卒業程度の能力が求められていると言えるでしょう。

活躍の場

- 病院、診療所
- 高齢者介護施設　など

資格の取り方

- **通学**　　　必須（定時制・通信制なし）
- **実務経験**　不要
- **認定試験**　必須（国家試験）

　管理栄養士になるには、管理栄養士国家試験に合格しなくてはなりません。管理栄養士国家試験を受験するには、栄養士免許を取得した上で、次のいずれかを満たす必要があります。

- 修業年限が2年、3年、4年の栄養士養成校を卒業して、それぞれ3年、2年、1年（通学と実務経験をあわせて5年）の栄養士の実務経験があること。
- 4年制の管理栄養士養成校を卒業。

栄養士養成校、管理栄養士養成校共に、通信制や定時制の学校はありません。管理栄養士養成校を経る場合は4年、栄養士から実務経験を積む方法でも最低2年、昼間に通学する必要があります。

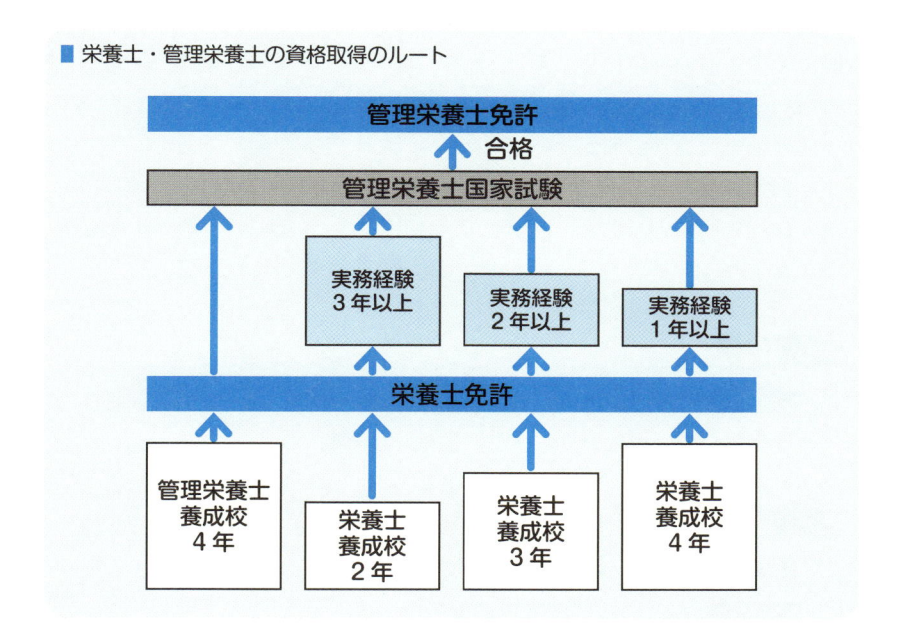

■ 栄養士・管理栄養士の資格取得のルート

```
管理栄養士免許
    ↑ 合格
管理栄養士国家試験
 ↑    ↑    ↑    ↑
      実務経験  実務経験  実務経験
      3年以上  2年以上  1年以上
       ↑       ↑       ↑
    栄養士免許
 ↑    ↑    ↑    ↑
管理栄養士  栄養士    栄養士    栄養士
養成校    養成校    養成校    養成校
4年      2年      3年      4年
```

ステップアップ

日本糖尿病療養指導士、介護支援専門員（ケアマネジャー）

介護

介護福祉士 国家資格

分野	介護
関連する法律	社会福祉士及び介護福祉士法
問い合わせ先	公益財団法人社会福祉振興・試験センター

　介護福祉士は、身体や精神に障害があり日常生活を送るのに支障がある人に、入浴、排せつ、食事などの介護を行ったり、介護に関する指導を行う資格です。名称独占の資格で、医師や看護師のように資格を持たないとできない業務は特にありません。

　2011年からは、喀痰吸引など、以前は看護師などにのみ認められた一部の医療行為が、研修を修了した介護職員でも実施できるようになりました。2016年度以降に介護福祉士の資格を取得する場合はカリキュラムに含まれているため、基本的に介護福祉士であれば喀痰吸引を実施できます。

活躍の場

- 病院（療養病棟）
- 老人保健施設、高齢者福祉施設、訪問介護事業　など

資格の取り方

- 通学　　　必須（定時制・通信制あり）[1]
- 実務経験　ルートによっては必須
- 認定試験　必須（国家試験）[2]

[1] 2016年度第29回国家試験（2017年1月実施）より。
[2] 2015年度までに介護福祉士養成校を修了した場合は、不要。

●介護福祉士

■ 介護福祉士の資格取得のルート※

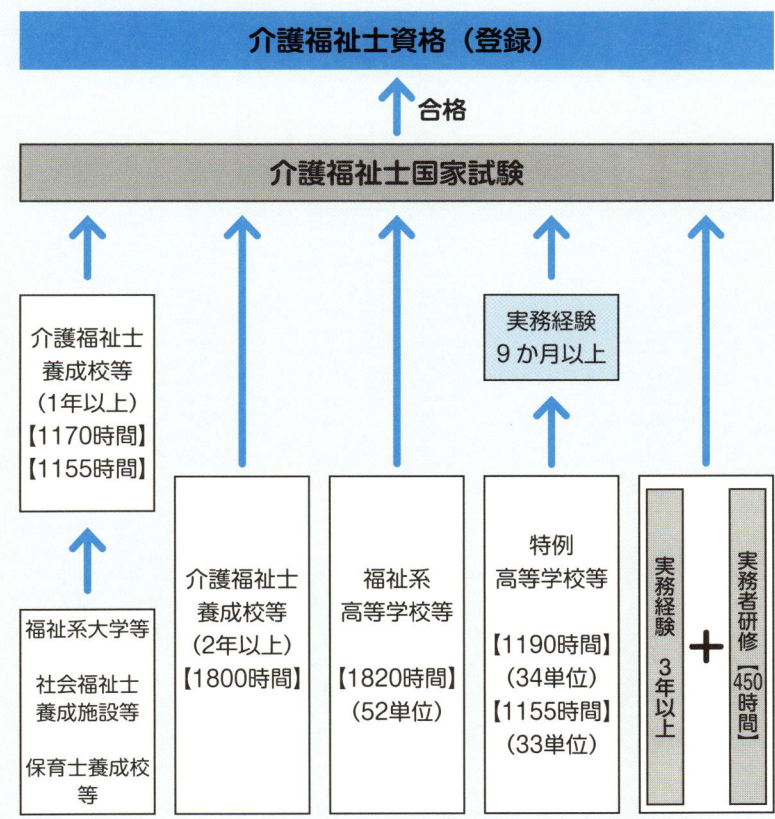

```
                介護福祉士資格（登録）
                       ↑ 合格
                介護福祉士国家試験
     ↑          ↑         ↑        ↑         ↑
```

- 介護福祉士養成校等（1年以上）【1170時間】【1155時間】
  ↑
  - 福祉系大学等
  - 社会福祉士養成施設等
  - 保育士養成校等

- 介護福祉士養成校等（2年以上）【1800時間】

- 福祉系高等学校等【1820時間】（52単位）

- 特例高等学校等【1190時間】（34単位）【1155時間】（33単位）
  ↑
  実務経験 9か月以上

- 実務経験 3年以上 ＋ 実務者研修【450時間】

※ 平成28年度実施の国家試験および養成校の卒業生より

2016年度以降に変更される新制度に基づいて説明します。

介護福祉士になるには、介護福祉士国家試験に合格しなければなりません。国家試験を受験するには、以下のいずれかの条件を満たす必要があります。

- 高校卒業後、2年以上の介護福祉士養成校を修了。
- 中学校卒業後、福祉系高等学校等を修了。
- 保育士養成校を修了後、1年制の養成校を修了。
- 福祉系大学や社会福祉士養成施設を修了後、1年制の養成校※を修了。
- 3年以上の実務経験を積み、6か月（450時間）以上の介護職員実務者研修を修了。

※ ただし、現在、該当する養成校はありません。

どんな職種が実務経験として認められるかは詳細が指定されていて、事業所などから証明を受ける必要があります。

ステップアップ

認定介護福祉士（仮称）、介護支援専門員（ケアマネジャー） など

介護職員初任者研修

分野	介護
関連する法律	介護保険法
問い合わせ先	各都道府県

　介護の仕事をするために必要な最低限の知識、技術、思考プロセスを身につけ、基本的な介護業務を行えるようになるための研修です。

　2013年度から新設された研修制度で、それまでの訪問介護員2級（ホームヘルパー2級）にあたります。

　資格がない人でも介護の仕事はできますが、本格的に介護職として働くのであれば、最低限受けておくべき研修です。特に1人で利用者宅を訪れる訪問介護では、実質的に仕事をするための必須条件となっています。

活躍の場

- 病院（療養病棟）
- 老人保健施設、高齢者福祉施設、訪問介護事業　など

資格の取り方

- 通学　　　必須（定時制・通信制あり）
- 実務経験　不要
- 認定試験　なし

　厚生労働大臣が定めた基準に基づき、都道府県が指定した事業者が実施する130時間の研修を受講し、修了します。土日開講や定時制、一部通信制の講座がありますが、演習など一部の科目での通学は必要です。

　受講期間は、全日制の通学講座でだいたい1か月程度です。

ステップアップ

介護職員実務者研修、介護福祉士、介護支援専門員（ケアマネジャー）

介護職員実務者研修

分野	介護
関連する法律	介護保険法
問い合わせ先	各都道府県

　介護について、一般的な知識と技術、思考プロセスを身につけ、一般的な介護業務を行えるようになるための研修です。この研修修了者は、介護について一定レベルの知識と技術があると見なされます。

　2013年度から新設された研修制度で、それまでの訪問介護員1級（ホームヘルパー1級）や介護職員基礎研修にあたります。

　3年の実務経験に加えてこの研修を修了すると、介護福祉士国家試験受験資格を得られます。

活躍の場

- 病院（療養病棟）
- 老人保健施設、高齢者福祉施設、訪問介護事業　など

資格の取り方

- **通学**　　　必須（定時制・通信制あり）
- **実務経験**　不要
- **認定試験**　なし

　厚生労働大臣が定めた基準に基づき、指定した実務者養成施設が実施する6か月以上（450時間）の研修を受講し、修了します。土日開講や定時制、一部通信制の講座があるため働きながらでも受講できますが、演習など一部の科目での通学は必要です。

　介護職員初任者研修等の受講者は、受講した研修に応じて、実務者研修の一部を免除されます。

ステップアップ

介護福祉士、介護支援専門員（ケアマネジャー）

医療と福祉はどう違う？　　column

　本書では、厳密な医療分野に限らず、介護や医療事務など病院で働く可能性がある周辺分野の資格と仕事も紹介しています。

　医療分野以外で病院で働くというと、介護や相談援助など、福祉分野の仕事があります。医療と福祉は、どう違うのでしょうか。

　医療は、人々の健康の回復、維持、増進を目的にしています。みんなの健康を守るのが医療の仕事です。福祉は、生活上何か困っている人を手助けして、幸せに暮らせるようにします。みんなの幸せな暮らしを守るのが福祉の仕事です。

　幸せに暮らすためには、健康は大切です。医療と福祉は、そこでつながっています。でも、たとえ健康のためでも、生き甲斐を得られなかったり、生活上の不安があると、幸せな生活とは言えません。その人にとってよりよい人生をまっとうできるようにするには、医療と福祉のそれぞれの専門家が、それぞれの考え方を理解し合って、協力していく必要があるでしょう。

保育

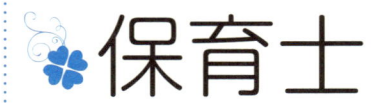

保育士 国家資格

分野	保育
関連する法律	児童福祉法
問い合わせ先	社団法人全国保育士養成協議会保育士試験事務センター

　保育士は保育の専門家であり、専門知識と技術を持って児童の保育を行い、また、児童の保護者に対して保育について指導します。

　規模の大きい医療機関では、入院中の子どもの世話をする病棟保育士が勤務します。まだ実施例が少ないものの、徐々に増えてきています。

活躍の場

- 病院（小児科）
- 保育所、児童福祉施設　など

資格の取り方

- **通学**　　　取得方法や学歴条件による
- **実務経験**　不要（学歴条件によっては必要）
- **認定試験**　取得方法による

　学校などの養成施設を卒業する方法と、保育士試験に合格する方法があります。

　保育士養成校で、指定された科目と校外実習をすべて履修し卒業すると、保育士資格を得られます。この方法では、保育士試験を受ける必要はありません。

　養成校を卒業しなくても、保育士試験に合格すると保育士資格を取得できます。保育士試験を受けるには、次のいずれかの条件を満たす必要があります。

- 大学、短期大学、専修学校などで2年以上在籍して62単位以上を取得、または年度中に取得見込み。
- 1991（平成3）年3月31日以前に高等学校を卒業。
- 1996（平成8）年3月31日以前に高等学校保育科を卒業。
- 高等学校卒業後、児童福祉施設において2年以上かつ2880時間以上児童の保護に従事した経験があること。
- 中学校卒業後、児童福祉施設において5年以上かつ7200時間以上児童の保護に従事した経験があること。

保育士試験は、社団法人全国保育士養成協議会が、全都道府県知事から指定を受けて全国一斉に行っています。

ステップアップ

医療保育専門士、介護福祉士

医療保育専門士

分野	保育
関連する法律	なし
問い合わせ先	日本医療保育学会

　医療が必要な子どもとその家族に対して、専門的な保育を行う一定の能力があると認定するものです。医療保育専門士になるには、保育士資格が必要です。

活躍の場

- 病院（小児科）、児童福祉施設　など

資格の取り方

- **通学**　　　必須
- **実務経験**　必須
- **認定試験**　必須（論文審査）

　医療保育専門士になるには、一定の条件を満たした上で研修を受けたあと、事例研究論文を提出して審査に合格しなくてはなりません。
　研修を受講するには、以下のすべての条件を満たさなくてはなりません。

- 保育士資格を取得。
- 病院、診療所、病児（後）保育室、障害児支援施設、乳児院（病・虚弱児介護加算対象施設に限る）などで常勤1年以上、非常勤は年間150日以上2年以上の実務経験。
- 日本医療保育学会会員であり、1年以上の会員歴。

　研修は1年の間に3回に分け、あわせて5日間実施されます。研修をすべて受講したあと、必要な課題を提出して認定を受けたら、事例研究論

文に着手します。1年以内に事例研究論文を提出し、その後の論文審査と口頭試問に合格すると医療保育専門士として認定されます。
　研修や事例研究論文の提出は、やむを得ない理由があるときには次年度に繰り越せる可能性があります。

子ども療養支援士

分野	保育
関連する法律	なし
問い合わせ先	子ども療養支援協会

　病気や障害で療養中の子どもとその家族を支援する専門家として、一定の能力があると認定するものです。遊びを通して子どもの不安を取り除き、積極的に治療に向き合えるようにサポートします。

　米国のチャイルド・ライフ・スペシャリスト（CLS）、英国のホスピタル・プレイ・スペシャリスト（HPS）にならい、日本でも同様の専門家を養成するために2011年から養成が始まっています。

活躍の場

- 病院（小児科）、児童福祉施設　など

資格の取り方

- **通学**　　　必須
- **実務経験**　ルートによっては必須
- **認定試験**　なし（成績の総合評価で基準以上の評価は必要）

　子ども療養支援士の認定を受けるには、子ども療養支援協会が実施する養成課程を受講し、一定以上の成績評価を受けなくてはなりません。

　養成課程の受講には、大学卒業以上の学歴か、子どもに関わる仕事で3年以上の実務経験（医療機関での勤務経験が望ましい）が必要です。

　書類（履歴書、推薦状および小論文）と面接審査を経て、受講が許可されると、170時間の講義と、CLSまたはHPSの働く病院での700時間以上の実習が行われます。これらを履修後、成績評価委員会による総合評価で一定基準以上の評価が得られると、子ども療養支援士として認定されます。

●子ども療養支援士／社会福祉士

相談援助

社会福祉士 国家資格

分野	相談援助
関連する法律	社会福祉士及び介護福祉士法
問い合わせ先	公益財団法人社会福祉振興・試験センター

　社会福祉士は、ソーシャルワーカーやケースワーカーとして、高齢者、障害者、児童、生活困窮者などの相談に乗り、援助をする人です。名称独占の資格で、医師や看護師のように社会福祉士でなければできない業務は特にありません。

　取得するには大学卒業程度の専門知識と技術が必要です。

　最近、大病院では地域医療相談室などの相談部門が設置され、メディカル・ソーシャルワーカー（MSW）が常駐するようになってきています。MSWには法的な資格は必要ありませんが、社会福祉士、精神保健福祉士、保健師、看護師などの有資格者があたるのが一般的です。

活躍の場

- 病院（相談部門）
- 地域包括支援センター、高齢者介護施設（生活相談員）
- 地方自治体職員　など

資格の取り方

- **通学**　　　必須（定時制・通信制あり）
- **実務経験**　ルートによっては必要
- **認定試験**　必須（国家試験）

　さまざまなルートがありますが、基本的には養成校で指定科目を履修し、国家試験に合格する必要があります。国家試験を受験するには、次のいずれかの条件を満たす必要があります。

- 福祉系の4年制大学等で指定科目を履修して卒業。
- 短期大学等で指定科目を履修し、卒業後に修業年数とあわせて4年になる相談援助実務を経験。
- 福祉系の大学等で基礎科目を履修後、短期養成施設等（6か月以上）を修了。ただし修業年数が4年未満の場合は、修業年数とあわせて4年になる相談援助の実務経験が必要。
- 社会福祉主事養成機関を修了後、2年以上の相談援助実務を経験。
- 児童福祉司など指定された職種（ 参照 次ページの図）の実務経験4年以上と短期養成施設等（6か月以上）修了。
- 一般の大学等を卒業後、一般養成施設等（1年以上）を修了。ただし修業年数が4年未満の場合は、修業年数とあわせて4年になる相談援助の実務経験が必要。

　国家試験受験資格に該当する実務経験の施設・職種は細かく規定されていて、施設等の証明が必要です。

　すでに精神保健福祉士を取得、または同時に国家試験を受験する場合は、共通する科目が免除されます。

ステップアップ

認定社会福祉士、認定上級社会福祉士、精神保健福祉士、介護支援専門員（ケアマネジャー）

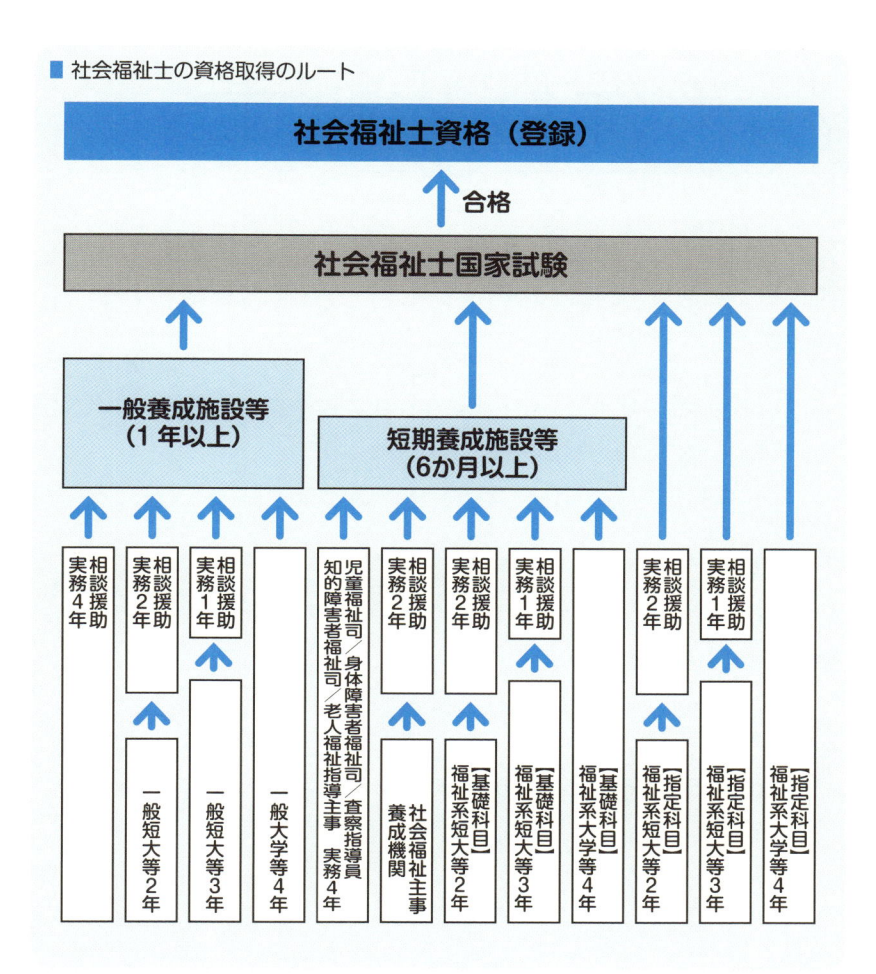

● 社会福祉士

社会福祉士の資格取得のルート

社会福祉士資格（登録）

↑ 合格

社会福祉士国家試験

↑ ↑ ↑ ↑ ↑ ↑

一般養成施設等（1年以上） ／ **短期養成施設等（6か月以上）**

ルート：

- 相談援助 実務4年
- 相談援助 実務2年 ← 一般短大等2年
- 相談援助 実務1年 ← 一般短大等3年
- 一般大学等4年
- 児童福祉司／身体障害者福祉司／知的障害者福祉司／老人福祉指導主事／査察指導員 実務4年
- 相談援助 実務2年 ← 社会福祉主事養成機関
- 相談援助 実務2年 ← 【基礎科目】福祉系短大等2年
- 相談援助 実務1年 ← 【基礎科目】福祉系短大等3年
- 【基礎科目】福祉系大学等4年
- 相談援助 実務2年 ← 【指定科目】福祉系短大等2年
- 相談援助 実務1年 ← 【指定科目】福祉系短大等3年
- 【指定科目】福祉系大学等4年

第2章 医療・看護の主な資格

相談援助

精神保健福祉士 国家資格

分野	相談援助
関連する法律	精神保健福祉士法
問い合わせ先	公益財団法人社会福祉振興・試験センター

　精神保健福祉士は、精神科ソーシャルワーカーとして、精神障害者の相談に乗り、社会復帰を援助する仕事です。一定以上の専門能力があると証明する名称独占の資格で、医療系の国家資格のように精神保健福祉士でなければできない業務は特にありません。

　取得するには大学卒業程度の知識と技術が必要です。

活躍の場

- 病院（精神科）、診療所（精神科）
- 精神保健福祉センター、保健所、精神障害者福祉施設　など

資格の取り方

- **通学**　　　必須（定時制・通信制あり）
- **実務経験**　ルートによっては必要
- **認定試験**　必須（国家試験）

　さまざまなルートがありますが、基本的には養成校で指定科目を履修し、国家試験に合格する必要があります。国家試験を受験するには、以下のいずれかの条件を満たす必要があります。

- 福祉系の4年制大学等で指定科目を履修して卒業。
- 短期大学等で指定科目を履修し、卒業後に修業年数とあわせて4年になる相談援助実務を経験。
- 福祉系の大学等で基礎科目を履修後、短期養成施設等（6か月以上）を修了。ただし修業年数が4年未満の場合は、修業年数とあわせて4年になる相談援助の実務経験が必要。

- 社会福祉士登録者は、短期養成施設等（6か月以上）を修了。
- 一般の大学等を卒業後、一般養成施設等（1年以上）を修了。ただし修業年数が4年未満の場合は、修業年数とあわせて4年になる相談援助の実務経験が必要。

国家試験受験資格に該当する実務経験の施設・職種は細かく規定されていて、施設等の証明が必要です。

すでに社会福祉士を取得、または同時に国家試験を受験する場合は、共通する科目が免除されます。

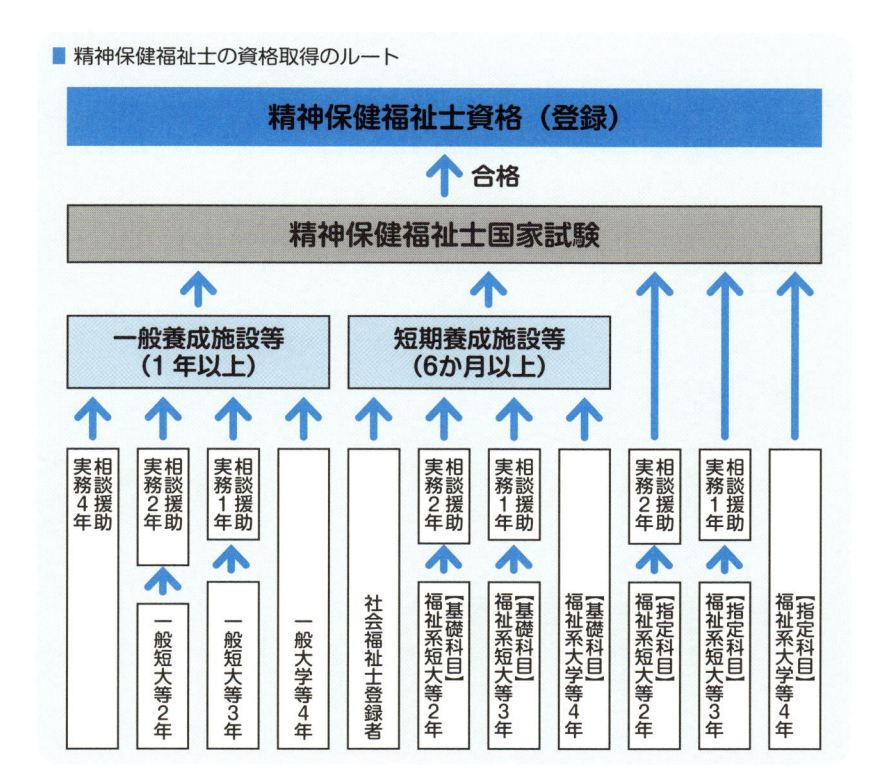

■ 精神保健福祉士の資格取得のルート

```
        精神保健福祉士資格（登録）
                ↑ 合格
        精神保健福祉士国家試験
  ↑           ↑           ↑ ↑ ↑
一般養成施設等    短期養成施設等
（1年以上）     （6か月以上）
```

実務援助4年	実務援助2年	実務援助1年			実務援助2年	実務援助1年		実務援助2年	実務援助1年	
	一般短大等2年	一般短大等3年	一般大学等4年	社会福祉士登録者	[基礎科目]福祉系短大等2年	[基礎科目]福祉系短大等3年	[基礎科目]福祉系大学等4年	[指定科目]福祉系短大等2年	[指定科目]福祉系短大等3年	[指定科目]福祉系大学等4年

ステップアップ

社会福祉士、介護支援専門員（ケアマネジャー）　など

介護支援専門員 (ケアマネジャー) 公的な資格

分野	相談支援
関連する法律	介護保険法
問い合わせ先	各都道府県

　介護サービスのトータルコーディネーターとでもいうべき役割です。介護サービスを利用する人のために介護計画（ケアプラン）を立てたり、サービスの利用状況を定期的に確認（モニタリング）したり、必要に応じてサービスを変更・調整したりします。

　国が認定する国家資格ではありませんが、介護保険法に登録方法などが定められていて、都道府県知事の登録を受ける公的な資格です。

　介護支援専門員（ケアマネジャー）になるには、医療や福祉に関する一定の資格と実務経験が必要です。

活躍の場

- 居宅介護支援事業所、老人保健施設、高齢者介護施設　など

資格の取り方

- 通学　　　必須（合計7日間程度の研修受講）
- 実務経験　必須
- 認定試験　必須

　都道府県知事が実施する介護支援専門員実務研修受講試験に合格し、所定の実務研修を受講後、都道府県知事に申請して登録を受けると、介護支援専門員（ケアマネジャー）として認められます。

　介護支援専門員実務研修受講試験を受験するには、次ページの表の条件を満たす必要があります。

　試験に合格しても、介護支援専門員実務研修を修了して登録しなければ、介護支援専門員（ケアマネジャー）として働くことはできません。

●介護支援専門員（ケアマネジャー）

実務研修の実施方法は都道府県によって異なりますが、おおむね前期と後期に分けて、合計7日間程度行われます。

■ 介護支援専門員実務研修受講試験の受験資格

実務経験5年以上、かつ従事した日数が900日以上で受験が認められる条件	
(A) 右の資格の取得者 ＊この場合の実務経験は、資格に基づく業務であること	医師、歯科医師、薬剤師、保健師、助産師、看護師、准看護師、理学療法士、作業療法士、社会福祉士、介護福祉士、視能訓練士、義肢装具士、歯科衛生士、言語聴覚士、あん摩マッサージ指圧師、はり師、きゅう師、柔道整復師、栄養士、管理栄養士、精神保健福祉士
(B) 指定された相談援助業務の従事者 ＊該当する業務は細かく指定されている	
(C) 指定された介護等の業務に従事する者で、試験の前日までに右の資格を満たしている者 ＊該当する業務は細かく指定されている	・社会福祉主事任用資格 ・介護職員初任者研修課程もしくは実務者研修またはこれらに相当する研修（社会福祉施設長資格認定講習会等）の修了者 ・(A)の資格を取得 ・(B)で指定された相談援助業務従事者として1年以上勤務
実務経験10年以上、かつ従事した日数が1800日以上で受験が認められる条件	
(D) 指定された介護等の業務に従事する者で、(C)の条件に該当しない者	

ステップアップ

主任介護支援専門員（主任ケアマネジャー）※

※ 介護支援専門員（ケアマネジャー）のエキスパートとして、介護支援専門員（ケアマネジャー）を指導したり相談に乗ったりする能力があると認定するものです。実務経験など一定の条件を満たしたあと、研修を修了すると取得できます。

福祉住環境コーディネーター

分野	相談支援
関連する法律	なし
問い合わせ先	東京商工会議所　検定センター

　高齢者や障害者のための住環境を整えるアドバイザーとしての能力を認定するものです。東京商工会議所が主催する民間の検定試験です。

　1級～3級があり、3級、2級、1級の順に難しくなります。2級と3級は誰でも受験できますが、1級は2級合格者でなければ受験できません。

活躍の場

- 訪問看護事業所、訪問介護事業所、福祉用具貸与事業所　など

資格の取り方

- 通学　　　不要
- 実務経験　不要
- 認定試験　必須

　東京商工会議所が主催する検定試験（1～3級）を受けて合格すると、その級について福祉住環境コーディネーターとして認められます。

　2級と3級はマークシート方式の試験（2時間）で、100点満点中70点以上で合格します。1級にはマークシート方式（2時間）と記述式（2時間）があり、両方の試験で100点満点中70点以上取ると合格します。

　2級と3級では、公式テキストに該当する知識と、それを理解した上での応用力が問われます。1級では、公式テキストに準拠するものの、テキスト外からも出題されます。

医療事務

メディカルクラーク（医療事務技能審査試験）

分野	医療事務
関連する法律	なし
問い合わせ先	一般社団法人日本医療教育財団

　病院や診療所の事務員として一定以上の能力があると認定する資格です。医療機関における受付業務と診療報酬請求事務業務に関する職業能力が審査の対象です。医科と歯科があり、どちらかの科目を選択します。

活躍の場

- 病院、診療所　など

資格の取り方

- 通学　　　不要
- 実務経験　不要
- 認定試験　必須

　一般社団法人日本医療教育財団が実施する医療事務技能審査試験に合格すると、メディカルクラークの称号を与えられます。医療事務技能審査試験は毎月実施されていて、受験資格は特にありません。
　メディカルクラーク受験の対策講座が短期講習や通信制で多数開講されていますが、受講しなくても受験は可能です。

■ 医療事務技能審査試験の内容

試験内容		問題数	時間
実技Ⅰ	患者接遇／筆記（記述式）	2問	50分
学科	医療事務知識／筆記（択一式）	25問	60分
実技Ⅱ	診療報酬請求事務／診療報酬明細書点検	4問	70分

診療報酬請求事務能力認定試験

分野	医療事務
関連する法律	なし
問い合わせ先	公益財団法人日本医療保険事務協会

　診療報酬請求事務の能力が一定以上であることを認定する試験です。内容はかなり専門的で、合格率は30％前後です。誰でも受験できますが、どちらかというと、すでに医療事務の仕事をしている人が専門性を高めるための試験です。

活躍の場

- 病院、診療所　など

資格の取り方

- **通学**　　　不要
- **実務経験**　不要
- **認定試験**　必須

　公益財団法人日本医療保険事務協会が実施する検定試験です。年に2回実施されていて、受験資格は特になく、誰でも受けられます。
　医科と歯科があり、それぞれ学科試験と実技試験が行われます。

医療秘書技能検定試験

分野	医療事務
関連する法律	なし
問い合わせ先	一般社団法人医療秘書教育全国協議会

　医療機関で秘書や事務員として働くための能力が一定レベル以上であることを認定する試験です。診療報酬請求だけでなく、医療機関の組織・運営や部門間の連絡調整、医学的基礎知識などの知識と技能が求められます。
　1級、準1級、2級、3級の4種類があり、数字が小さいほうがより専門的な能力を求められます。

活躍の場

- 病院、診療所　など

資格の取り方

- **通学**　　　不要
- **実務経験**　不要
- **認定試験**　必須

　一般社団法人医療秘書教育全国協議会が実施する認定試験です。年2回実施されていて、受験資格は特になく、誰でも受けられます。

診療情報管理士 (旧・診療録管理士)

分野	医療事務
関連する法律	なし
問い合わせ先	一般社団法人日本病院会

　診療情報管理士は、電子カルテ、検査結果、手術記録などの診療情報（診療録）を管理し、活用する能力が一定レベル以上であると認定する資格です。

　一般社団法人日本病院会を中心とする四病院団体協議会（一般社団法人日本病院会、公益社団法人全日本病院協会、一般社団法人日本医療法人協会、公益社団法人日本精神科病院協会）および公益財団法人医療研修推進財団が認定する民間資格です。以前は診療録管理士と呼ばれていましたが、名称が診療情報管理士に変更されました。

　医療保険の診療報酬で診療録管理体制加算が認められるには、1名以上の専任の診療記録管理者の配置が必要になっています。診療記録管理者には特に条件はありませんが、診療情報管理士は業務遂行能力を示す目安になります。

活躍の場

- 病院、診療所　など

資格の取り方

- 通学　　　必須（定時制なし、通信制あり）
- 実務経験　不要
- 認定試験　必須

　診療情報管理士認定試験に合格すると認定されます。

　認定試験を受験するには、日本病院会が認定した大学や専門学校で必須科目を履修するか、日本病院会の2年制の「診療情報管理士通信教

育」を受講する必要があります。

通信教育は基礎課程（1年）と専門課程（1年）があり、基礎課程から受講するには、原則として2年以上の短期大学卒業または専門学校卒業以上の学歴が必要です。ただし、現在病院に勤務している場合は、当分の間高校卒業でも認められます。なお、病院勤務でない場合は、病院実習が必要な場合があります。

医師、看護師（准看護師を除く）、薬剤師は、専門課程に編入できます。

> **診療録管理体制加算とは？** column
>
> 　医療保険では、実施した治療や検査ごとに決まった額の診療報酬が支払われます。また、それ以外にも、質の高い医療を実施しているとみなす医療機関に対して、報酬が追加される制度があります。
>
> 　2000年の改正で新たに設けられた診療録管理体制加算もそのひとつで、診療録管理体制が整っている医療機関では、1人入院するごとに30点（300円）が加算されるようになりました。それもあって、診療録管理の重要性が認識され、診療情報管理士などの資格が注目されています。

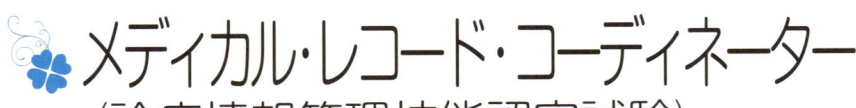

メディカル・レコード・コーディネーター
（診療情報管理技能認定試験）

分野	医療事務
関連する法律	なし
問い合わせ先	一般財団法人日本医療教育財団

　診療情報管理業務を行う上で一定以上の知識と技術があるとして、一般財団法人日本医療教育財団が認定するものです。

　病院管理や基礎医学の知識と、国際疾病分類第10版（ICD-10）に準拠して病名をコーディングする技能を求められます。

活躍の場

- 病院、診療所　など

資格の取り方

- 通学　　　不要
- 実務経験　不要
- 認定試験　必須

　診療情報管理技能認定試験の合格者にメディカル・レコード・コーディネーターという称号が与えられます。試験は年3回（5月、9月、1月に）実施され、受験資格は特にありません。

　認定試験は学科（病院管理学、臨床医学概論、診療情報管理論、病名コーディング）と実技（コーディング）があり、実技では「ICD-10準拠　疾病、傷害および死因統計分類提要」を使って正確な病名コーディングを行う能力が問われます。

医療情報技師

分野	医療事務
関連する法律	なし
問い合わせ先	一般社団法人日本医療情報学会

　一般社団法人日本医療情報学会が、病院情報システムの開発・運営・保守に関する能力を認定する資格です。医療情報に精通した情報処理の専門家と考えればよいでしょう。

活躍の場

- 病院、診療所
- 医療システム開発企業　など

資格の取り方

- **通学**　　　不要
- **実務経験**　不要
- **認定試験**　必須

　認定試験は年1回行われます。受験資格は特になく、誰でも受験できます。

　試験は情報処理系（60分）、医療情報システム系（90分）、医学・医療系（60分）の3つの科目で行われます。一部の科目のみ合格した場合は、科目合格として2年間有効になるため、その間はまだ合格していない科目に集中できます。医療情報技師として認定されるには、3科目すべてに合格する必要があります。

ステップアップ

上級医療情報技師

上級医療情報技師

分野	医療事務
関連する法律	なし
問い合わせ先	一般社団法人日本医療情報学会

　一般社団法人日本医療情報学会が、病院情報システムの開発・運営・保守に関する能力を認定する資格です。医療情報技師よりもさらに高度な専門能力を持つことを証明するものです。

活躍の場

- 病院、診療所
- 医療システム開発企業　など

資格の取り方

- **通学**　　　不要
- **実務経験**　不要
- **認定試験**　必須

　上級医療情報技師になるには、認定試験に合格する必要があります。認定試験を受験するには、医療情報技師であり、かつ以下のいずれかの条件を満たさなくてはなりません。

- 医療情報システムに関する5年以上の実務経験。
- 情報システムに関する5年以上の実務経験と期間を問わない医療情報システムに関する実務経験。

　認定試験は年1回行われ、一次試験と二次試験があります。一次試験はマークシートによる筆記試験で、一次試験の合格者のみが二次試験を受験できます。二次試験は論文と面接で実施され、二次試験に合格すると上級医療情報技師と認定されます。

医療機関のIT化　　　　　　　　　　　　　　　　　　　　column

　社会全体でIT化が進んでいます。一般企業でも、以前は紙の文書で行っていた記録や報告、スケジュール管理、連絡調整、物品の発注など、さまざまな業務が、パソコンやタブレット端末でできるようになりました。

　医療機関でも同様です。医師が紙に書き込んでいたカルテは電子化され、検査結果や投薬状況は簡単に呼び出せます。記録を入力すれば、病院全体や、ときには連携するほかの医療機関で、ただちに情報が共有されます。

　とても便利な反面、問題もあります。万一入力ミスで間違ったデータが記録されたり、トラブルでシステムが動かなくなると、患者の命に関わりかねません。また、病歴という重要な個人情報が、外部に漏れると大変です。医療スタッフにとって使いやすいシステムになっていないと、業務が滞ってしまうかもしれません。

　医療機関のIT化を進めるには、医療機関の事情に通じた情報処理の専門家が必要です。そのために医療情報技師という資格が作られました。情報処理の仕事は、医療分野でも重要になっていくでしょう。

その他

養護教諭（一種・二種） 国家資格

分野	その他
関連する法律	教育職員免許法
問い合わせ先	文部科学省 初等中等教育局教職員課 教員免許企画室免許係

　養護教諭は、学校の保健室に待機して、体調を崩した生徒の応急措置をしたり、健康相談に乗ったりする教員です。学校全体の健康管理をしたり、保健指導の授業を行うこともあります。

　養護教諭は、通常は1校に1名しか配置されません。ほかの教員と共に仕事をすることはあっても、基本的に1人で判断して行動していく必要があり、責任が重い仕事と言えるでしょう。

　公立学校の教員になるには、都道府県などの教職員採用試験を経て、採用されなくてはなりません。

活躍の場

- 小学校、中学校、高等学校、特別支援学校　など

資格の取り方

- 通学　　　必須（定時制なし、通信制あり）
- 実務経験　不要
- 認定試験　なし

　高校卒業後、養護教諭養成課程のある大学で所定の単位を取得して卒業すると養護教諭一種、同様に短期大学や専門学校を卒業すると養護教諭二種の免許を取得できます。一種と二種のどちらでも、養護教諭の職に就くことは可能です。

　養護教諭養成課程のある学校には、保健・看護系のものと教育系のものがあり、保健師養成校や看護師養成校の中には養護教諭免許を同時に取得できるところがあります。

なお、以前、保健師は申請するだけで養護教諭資格を得られるという誤解が広がっていましたが、実際には別々の資格なので注意が必要です。

ステップアップ

養護教諭専修

義肢装具士 国家資格

分野	その他
関連する法律	義肢装具士法
問い合わせ先	公益財団法人テクノエイド協会

　義肢装具士は、医師の指示のもとに義肢や装具を製作し、身体へ適合させる仕事です。義肢等を身体に装着する部位の採型も行います。義肢とは義手や義足、装具とはコルセットなどで、腕、脚、体幹の機能を補ったり機能低下を抑えたりする器具機械です。

　身体に適合して機能を回復させ、見た目にも違和感がない義肢装具を製作するには、医学と工学の知識に通じた上で、職人的な技能が求められます。

　義肢装具士の資格取得後は、義肢装具製作所に就職して技術を磨くことになるでしょう。職人的な技が必要な仕事ですので、初任給は高いとは言えません。ただ、高度な技術を身につけて開業すれば、かなりの高収入を得ることは可能です。

活躍の場

- 義肢装具製作所　など

資格の取り方

- **通学**　　　必須（定時制・通信制なし）
- **実務経験**　不要
- **認定試験**　必須（国家試験）

　義肢装具士になるには、義肢装具士国家試験に合格しなくてはなりません。国家試験の受験資格は、次のいずれかです。

- 高校卒業後、3年以上義肢装具士養成校で修業。
- 大学、高等専門学校などで1年以上、指定科目を履修し、2年以上義肢装具士養成校で修業。
- 義肢及び装具の製作に係る技能検定に合格し、1年以上義肢装具士養成校で修業。

義肢装具士養成校は全国に6校しかなく、定時制はいまのところありません。

■ 義肢装具士国家試験の科目
- **臨床医学大要**
  （臨床神経学、整形外科学、リハビリテーション医学、理学療法・作業療法、臨床心理学および関係法規を含む）
- **義肢装具工学**
  （図学・製図学、機構学、制御工学、システム工学およびリハビリテーション工学）
- **義肢装具材料学**（義肢装具材料力学を含む）
- **義肢装具生体力学**
- **義肢装具採型・採寸学および義肢装具適合学**

ステップアップ

介護支援専門員（ケアマネジャー）　など

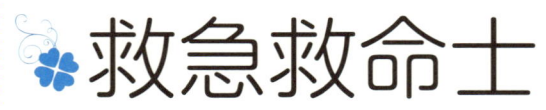

救急救命士 国家資格

分野	その他
関連する法律	救急救命士法
問い合わせ先	一般財団法人日本救急医療財団

　救急救命士は、救急車に乗務して、医師の指示のもとに一定の救急救命処置を業として行うことができる資格です。

　医師や看護師などの資格がなければ、法律上、医療処置を業として行うことはできません。救急隊員が医療処置を行って助かる命を助けられるようにと、救急救命士が誕生しました。

　救急救命士として活動するには、地方自治体に採用され、消防署に勤務しなければなりません。給料などの待遇は地方自治体職員として規定されているため、安定しています。勤務は救急隊員としてシフト制の交代勤務になります。

活躍の場

- 消防署(救急部門)　など

資格の取り方

- **通学**　　　必須(定時制あり、通信制なし)
- **実務経験**　ルートによっては必要
- **認定試験**　必須(国家試験)

　救急救命士になるには、救急救命士国家試験に合格しなくてはなりません。国家試験の受験資格は、次のいずれかです。

① 高校卒業後、2年以上の救急救命士養成校を修了。
② 大学、高等専門学校などで1年以上指定科目を履修し、1年以上の救急救命士養成校を修了。

③ 大学において指定科目を履修して卒業。
④ 高校卒業後、救急業務に関する講習を修了し、5年または2000時間救急業務に従事して、1年または6か月以上の救急救命士養成校を修了。

①の養成校は、2年制のところもありますが、実際にはほとんどが3年制です。一部で3年制の夜間コースがあります。
②の養成校は、実際には自衛隊員のみを対象としたものしかありません。
④の養成校は、実際には消防隊員を対象とした6か月制のものしかありません。
一般には、高校卒業後に専門学校または大学に進むか、消防署に勤務して講習と実務経験を経るかの2ルートと考えるとよいでしょう。

■ 大学で国家試験受験資格を取得する場合の指定科目

- 公衆衛生学
- 解剖学
- 生理学
- 薬理学
- 病理学
- 生化学
- 微生物学
- 内科学
- 外科学
- 小児科学
- 産婦人科学
- 整形外科学
- 脳外科学
- 精神医学
- 放射線医学
- 臨床実習

■ 救急救命士国家試験の科目

(1)	基礎医学（社会保障・社会福祉、患者搬送を含む）
(2)	臨床救急医学総論
(3)	臨床救急医学各論（一）（臓器器官別臨床医学をいう）
(4)	臨床救急医学各論（二）（病態別臨床医学をいう）
(5)	臨床救急医学各論（三）（特殊病態別臨床医学をいう）

ステップアップ

認定救急救命士

臨床心理士

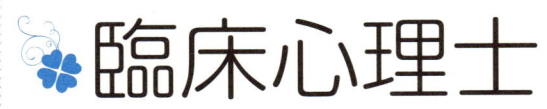

分野	その他
関連する法律	なし
問い合わせ先	公益財団法人日本臨床心理士資格認定協会

　心理的な課題を抱える人に対して、臨床心理学の専門知識と技術に基づいて援助します。一般に心理カウンセラー、サイコセラピストなどと呼ばれる中で、公益財団法人日本臨床心理士資格認定協会から、臨床心理の専門家として認定されているのが臨床心理士です。医療、福祉、教育、産業、大学、司法、私設心理相談など、幅広い分野で臨床心理士は活動しています。

　取得するには、基本的には心理学を専攻して大学院修士課程を修了する必要があり、かなり取るのが難しい資格です。

活躍の場

- 病院（精神科、ホスピス）、診療所（精神科）　など

資格の取り方

- 通学　　　必須（定時制・通信制あり）
- 実務経験　ルートによっては必要
- 認定試験　必須

　大学を卒業後、指定された大学院修士課程を修了して、資格審査に合格すると臨床心理士として認定されます。

　指定された大学院には、第一種、第二種、専門職の3種類があり、第二種大学院修了の場合には、1年以上の実務経験が必要です。また、専門職大学院修了者は、資格審査のうち一次試験の一部（論文のみ）が免除されます。

　資格審査は一次の筆記試験と二次の口述面接試験があり、年1回実施

されます。

　なお、資格取得後も5年ごとに更新審査が行われ、研修や研究が義務づけられています。

■ 臨床心理士の資格取得のルート

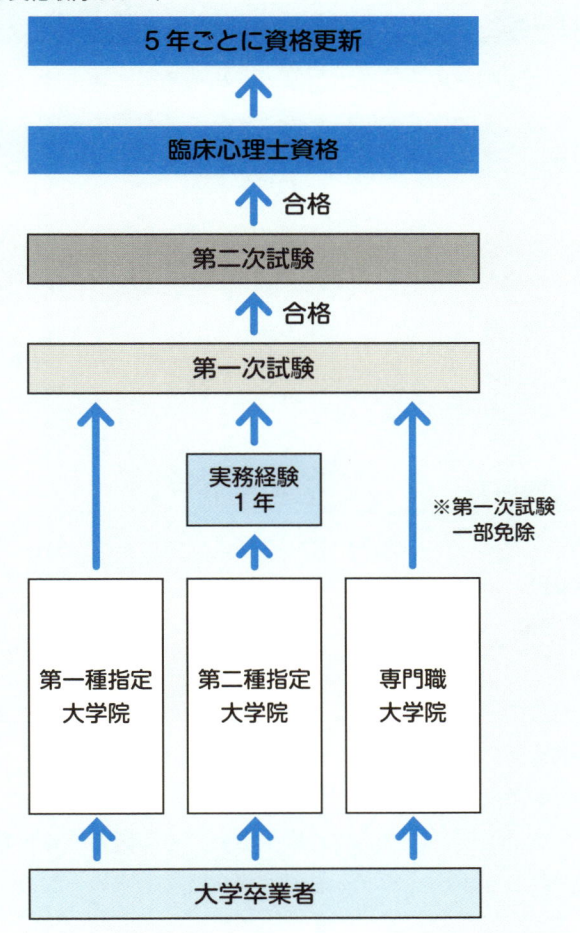

```
        ┌─────────────────────┐
        │  5年ごとに資格更新  │
        └─────────────────────┘
                  ↑
        ┌─────────────────────┐
        │   臨床心理士資格    │
        └─────────────────────┘
                  ↑ 合格
        ┌─────────────────────┐
        │     第二次試験      │
        └─────────────────────┘
                  ↑ 合格
        ┌─────────────────────┐
        │     第一次試験      │
        └─────────────────────┘
          ↑        ↑        ↑
                ┌──────┐   ※第一次試験
                │実務経験│    一部免除
                │ 1年  │
                └──────┘
                   ↑
      ┌──────┐ ┌──────┐ ┌──────┐
      │第一種│ │第二種│ │専門職│
      │指定  │ │指定  │ │大学院│
      │大学院│ │大学院│ │      │
      └──────┘ └──────┘ └──────┘
         ↑        ↑        ↑
        ┌─────────────────────┐
        │     大学卒業者      │
        └─────────────────────┘
```

健康運動指導士

分野	その他
関連する法律	なし
問い合わせ先	公益財団法人健康・体力づくり事業財団

　健康運動指導士は、健康づくりのための運動の専門家を認定する資格です。保健医療関係者と連携して、安全で効果的な運動を実施するための運動プログラムを作成し、実践を支援します。

　健康づくりのための運動は、重要性が認識されるようになり、健康運動指導士の活躍の場が広がっています。

活躍の場

- 病院、診療所
- スポーツ施設、高齢者介護施設　など

資格の取り方

- **通学**　　　必須（定時制・通信制なし）
- **実務経験**　不要
- **認定試験**　必須

　健康運動指導士になるには、健康運動指導士養成講習会を受講するか、または健康運動指導士養成校の養成講座を修了した上で、認定試験に合格しなくてはなりません。

　講習会を受講するには受講資格が必要で、受講資格の種類によって必要単位が異なります。各コースの受講資格は、次のとおりです。

● 健康運動指導士

■ 健康運動指導士養成講習会の受講資格と必要単位

104単位コース（必要科目カテゴリー　A＋B＋C＋D＋E＋F）	
受講資格 ①	以下の国家資格があり、修業年限4年以上の大学卒業者。 　歯科医師、看護師、准看護師、助産師、薬剤師、栄養士、あん摩マッサージ師、はり師、きゅう師、柔道整復師、理学療法士、作業療法士、臨床検査技師
受講資格 ②	受講資格 ① と同等以上の能力があると健康・体力づくり事業財団が認定する者。
受講資格 ③	受講資格 ④ ～ ⑦ を満たす者。

70単位コース（必要科目カテゴリー　A＋C＋D＋E）	
受講資格 ④	保健師または管理栄養士の資格がある者。

51単位コース（必要科目カテゴリー　A＋B＋F）	
受講資格 ⑤	4年制体育系大学（教育学部体育学系を含む）卒業者。

40単位コース（必要科目カテゴリー　A＋B）	
受講資格 ⑥	健康運動実践指導者の称号がある者。
受講資格 ⑦	以下の団体のいずれかの認定資格がある者。 【日本体育協会認定資格】 　スポーツプログラマー、アスレチックトレーナー、フィットネストレーナー 【日本フィットネス協会認定資格】 　ADE、ADD、AQE、AQS

■ 科目カテゴリー

カテゴリー	科目
A	健康管理概論
	健康づくり施策概論
	運動プログラムの実際
	運動負荷試験
B	生活習慣病（NCD）
	運動プログラムの実際
	運動行動変容の理論と実際
	運動と心の健康増進
	栄養摂取と運動
C	運動生理学
	機能解剖とバイオメカニクス（運動・動作の力源）
	健康づくり運動の理論
D	体力測定と評価
	健康づくり運動の実際
E	健康づくり運動の実際
F	運動障害と予防
	救急処置
	栄養摂取と運動

　科目カテゴリーA～Fについて、1年の間にそれぞれ前期と後期の講習が2日～5日間ずつ、2～4都市で異なる日程で実施されます。日程は週末を利用するように組まれていますが、平日にもかかる場合が多く、働きながら受講するには、職場の理解が必要でしょう。

　健康運動指導士養成校としては、2014年度までに全国で75の大学の健康またはスポーツ関連の学科が認定されています。

ステップアップ

健康運動実践指導者

第3章
医療・看護の主な職場

医療の主な職場

　医療の仕事には、どんな職場があるのでしょうか。ここでは、職場の特徴として把握しやすいように、いくつかの分類方法を紹介します。

　また、162ページからは、医療の職場として考えられる医療機関の種類をリストアップしました。ただし、ひとつの病院が大学病院であり、かつ特定機能病院でもあるなど、「この病院は○○」ときれいに区分けできるものではありません。「こういう医療機関や部門がある」と知るための手がかりと考えてください。

　なお、外科、内科、眼科といった診療科による違いは、すべて取り上げると煩雑になるため、精神科病院、こども病院（小児科）のように特殊なものを除いて省略しました。どんな診療科があるかは、49ページを参考にしてください。

医療機関の分類方法

規模による分類

　医療機関の中で、入院施設が20床以上のものを病院、入院施設がないか、あっても19床以下のものを診療所と呼びます。

- **診療所**　　【例】○○クリニック、○○医院、○○診療所
- **病院**　　　【例】○○総合病院、○○医療センター

病床と病棟って？　　　　　　　　　　　　　　　　　　　column

　病床はベッド、病棟は病床が並んだ建物という意味です。実際には病棟は建物まるごとひとつではなく、ひとまとまりの病床を指すと考えてください。たとえば、病院内で3階は内科病棟で4階は外科病棟のように、同じ建物内にいくつもの「病棟」が存在することはよくあります。

患者の種類による分類

医療法では、入院対象によって次のように病床が分類されています。

- **精神病床** ………… 精神疾患がある患者
- **療養病床** ………… 主に長期療養が必要な患者
- **結核病床** ………… 結核患者
- **感染症病床** ……… 結核以外の指定感染症患者
- **一般病床** ………… 上記以外の入院患者

機能による分類

病棟の分類には、内科病棟、産婦人科病棟のような診療科のほか、緩和ケア病棟、回復期リハビリテーション病棟、救命救急センターのように、目的や機能による分類があります。

リハビリテーション病院、がん専門病院など、特定の診療科や病気に特化した専門病院や診療所も存在します。

救急体制による分類

救急医療では、重症度により以下の3つの分類があり、どの医療機関がどのレベルまで受け入れ可能かを、都道府県が作成する医療計画で定めています。

- **初期(1次)救急** … 入院治療が必要ではない、比較的軽症の患者に対応するもの。
- **2次救急** ………… 入院や手術が必要な重症患者に対応するもの。
- **3次救急** ………… 一刻を争うような重篤な患者に対応するもの。

一般には初期救急は診療所、2次救急は地域医療支援病院（参照 162ページ）のような中規模の病院が担当します。休日や夜間には地域の医療機関が持ち回りで担当し、救急車による搬送を受け入れたり、外来者に対して休日診療を行ったりします。また、3次救急は、基本的に救命救急センター（参照 165ページ）が対応します。

医療を行う場所による分類

医療を行う場所によって以下の分類があります。

- **入院** ……………… 医療機関に患者に滞在してもらって医療行為を行います。
- **外来** ……………… 医療機関を患者に訪れてもらって医療行為を行います。
- **訪問（在宅）**……… 自宅など患者が生活する場に医療スタッフが機器と共に訪問して、医療行為を行います。

最近では、できるだけ入院から外来へ、外来から訪問へと移行が進められています。医療費を抑制すると共に、できるだけ住み慣れた場所で生活を続けることが、療養生活の質の向上につながるという考えからです。

運営組織

「○○病院で働く」というとき、通常はその病院の開設者である法人などに就職することになります。医療機関の開設者にはどのようなものがあるのか、主なものを上げてみました。

国

国が運営するものです。国立病院と呼ばれるものの中にも、厚生労働省直営のもの、独立行政法人国立病院機構のもの、個別の独立行政法人のものなど、組織形態はさまざまです。

公的医療機関

地方公共団体が運営するものです。市民病院と呼ばれるものの中にも、市町村直営のもの、地方独立行政法人のもの、国民健康保険団体連合会のものなどがあります。日本赤十字社や恩賜財団済生会も公的医療機関の一種です。

社会保険関連団体

　全国社会保険協会連合会、厚生年金事業振興団、船員保険会など、社会保険関係の団体が運営するものです。公的な性格が強いと言えるでしょう。

医療法人

　病院や診療所の開設を目的に設立された法人です。医療法人は公益法人にあたり、一定の条件のもとで税制面などで優遇されます。

　医療法人は、複数の人が出資して設立する社団医療法人と、個人や法人が寄附した財産をもとに設立する財団医療法人に分けられます。また、社団か財団かに限らず、特に公益性が高いと国税庁長官の承認を得た特定医療法人や、都道府県知事の認定を受けて、より幅広い事業を行うことができる社会医療法人が存在します。

個人

　○○クリニック、○○医院といった診療所は、一般に医師が個人で開設しています。

　ただし、最近では小規模な診療所でも医療法人だったり、いくつかの診療所が集まってひとつの医療法人の傘下に入ることが増えています。そのほうが経営が安定しやすく、税制面などで有利だからでしょう。

その他の法人

　公益法人、学校法人、社会福祉法人、医療生協、民間企業などが運営する医療機関や、医療に関連する事業を行う団体があります。

訪問と往診は、どう違うの？　　　　　　　　　　　　　column

　急病のときなどに臨時に患者宅に出かけて診療するのが往診で、自宅で療養中の患者を計画的・定期的に訪問するのが訪問診療です。

総合病院

地域医療支援病院

運営●地方行政独立法人、医療法人　など

　家庭医などほかの医療機関から紹介された患者に、より高度な医療を提供するなど、その地域の医療を支援する存在として、都道府県知事から承認を受けた病院です。

　承認を受けるには、次のような条件があります。

- 地域の診療所や病院を後方支援
- 200床以上
- ほかの医療機関との紹介比率が一定以上
- ほかの医療機関と高度な医療機器や病床を共同利用
- 医療従事者への研修を実施
- 救急医療ができる
- 都道府県知事により承認

　一般に、市民病院や県立病院など、やや規模が大きく複数の診療科を持つ地域の総合病院です。仲間と共に幅広く一般的な病気について経験を積みながら、地域医療に貢献できる職場と考えるとよいでしょう。

　24時間入院患者に対応するため、職種や部門によってはシフト制勤務が必要です。

関係する資格

医系、看護系、薬剤師、リハビリ系、検査・技術系、専門系、栄養系、歯科医師、医療事務系、社会福祉士　など

特定機能病院

運営●国立大学法人、学校法人、独立行政法人国立病院機構、
地方行政独立法人、医療法人 など

　ほかの医療機関から紹介された患者に高度な先端医療を提供するとして、厚生労働大臣から承認を受けた病院です。

　承認を受けるには、次のような条件があります。

- 高度な医療を提供
- 高度な医療技術を開発・評価できる
- 高度な医療に関する研修ができる
- 400床以上、10以上の診療科
- 職員数や施設が一定基準をクリア
- 厚生労働大臣が認証済み

　一般に、大学病院など大規模で、先端的な医療が行われる病院です。大勢の仲間と共に、患者数が少ない病気や治療が難しい病気について経験を積んだり、最先端の治療法を学んだり、臨床研究に携わったりできる職場と考えるとよいでしょう。

　24時間入院患者に対応するため、職種や部門によってはシフト制勤務が必要です。

関係する資格

医系、看護系、薬剤師、リハビリ系、検査・技術系、専門系、栄養系、歯科医師、医療事務系、社会福祉士　など

大学病院

運営●国立大学法人、学校法人　など

　医学または歯学の教育・研究を行うために、大学のもとに開設された病院です。

　大学病院は、通常、特定機能病院です。特定機能病院と同様、大勢の仲間と共に、患者数が少ない病気や治療が難しい病気について経験を積んだり、最先端の治療法を学んだり、臨床研究に携わったりすることができる職場と考えるとよいでしょう。また、大学病院では、研究や学生実習に関わることも多くなるでしょう。

　24時間入院患者に対応するため、職種や部門によってはシフト制勤務が必要です。

関係する資格

医系、看護系、薬剤師、リハビリ系、検査・技術系、専門系、栄養系、歯科医師、医療事務系、社会福祉士　など

●大学病院／救命救急センター／高度救命救急センター

救命救急

救命救急センター／高度救命救急センター

運営●独立行政法人国立病院機構、地方行政独立法人、国立大学法人、学校法人、医療法人　など

　救命救急センターは、都道府県が運営するか、または医療機関に要請して開設する、重篤な患者に対応できる医療機関です。中でも、高度救命救急センターは、特に高度な診療機能があるとして厚生労働大臣が指定する医療機関です。また、小規模で地域の救急医療を補完する形で指定されるものを地域救命救急センターと呼びます。

　通常は、特定機能病院や規模が大きい地域医療支援病院が指定されます。救急医療の専門病院として開設される病院もあります。

　ヘリコプターに医師が乗務して重篤な患者を治療しながら搬送するドクターヘリは、救命救急センターに所属します。

　緊急性が高い重篤な患者に対応するには、短時間で的確に判断し、処置を行っていかなくてはなりません。学ぶことが多く厳しい職場ですが、やりがいは大きいと言えるでしょう。

　救急搬送に24時間対応するため、一般にシフト制勤務が必要です。

関係する資格

医系、看護系、薬剤師、リハビリ系、検査・技術系、専門系　など

ICU

運営●各病院運営機関

　Intensive Care Unit（集中治療室）の略で、急性の病気やケガで生命の危機に瀕した患者を集中的に治療・看護する部門です。通常、特定機能病院や規模が大きい地域医療支援病院に設置されています。

　重篤な患者に対応するため、学ぶことが多く厳しい職場ですが、やりがいは大きいと言えるでしょう。

　脳血管障害患者などでは早い時期からリハビリテーションを開始するため、ICU専門の理学療法士や作業療法士を配置するようになってきています。

　24時間対応するため、一般にシフト制勤務が必要です。

関係する資格

医師、看護師、臨床工学技士、3学会合同呼吸療法認定士、理学療法士、作業療法士、言語聴覚士　など

消防署

運営●市町村　など

　消防署の救急隊員は、救急車に乗務して救急搬送を行います。

　救急隊員になるには特に国家資格は必要ありません。市町村などに採用された消防署職員が、研修を受けて業務を遂行します。ただし、医師の指示を受けて医療行為の一部を実施できるのは、救急救命士だけです。1台の救急車について1人の救急救命士が乗務することが目標となっています。

　24時間対応するため、一般にシフト制勤務が必要です。

関係する資格

救急救命士

専門病院

回復期リハビリテーション病院（病棟）

運営●公的機関、医療法人、学校法人　など

　脳血管障害や外傷などで後遺障害があるものの、病状が比較的安定した患者に対して、自宅に帰るための訓練を集中的に行う入院施設です。

　規模の大きな病院に設置されるほか、リハビリテーションを専門に行う病院もあります。

　医療機関の中では、リハビリ系や介護系、社会福祉士などの出番が多くなります。

　生命の危機に立ち会う機会は多くないものの、機能を回復させて日常生活をそれほど不自由なく暮らせるようにしたり、社会復帰につなげたりしていくため、やりがいを感じやすい職場と言えるでしょう。

　緊急性は高くないものの、入院患者に24時間対応するため、職種や部門によってはシフト制勤務が必要です。

関係する資格

医系、看護師、准看護師、保健師、薬剤師、リハビリ系、検査・技術系、栄養系、介護系、医療事務系、社会福祉士　など

●回復期リハビリテーション病院(病棟)／療養病床(病棟)／精神科病院(病棟)

療養病床(病棟)

運営●国立大学法人、学校法人、独立行政法人国立病院機構、地方行政独立法人、医療法人 など

　病状が安定していて介護が必要な患者に、介護を受けながら慢性疾患の治療や機能回復訓練などの医療を行う入院施設です。

　一般病院に比べて、医師や看護師は少なく、介護職員は多く配置されます。

　緊急性は高くないものの、入院患者に24時間対応するため、職種や部門によってはシフト制勤務が必要です。

関係する資格

医系、看護師、准看護師、保健師、薬剤師、リハビリ系、検査・技術系、栄養系、介護系、医療事務系、社会福祉士　など

精神科病院(病棟)

運営●国立大学法人、学校法人、独立行政法人国立病院機構、地方行政独立法人、医療法人 など

　統合失調症や薬物依存など、精神疾患を患う人のための入院施設です。最近では、徘徊や暴力行為などの行動障害がある認知症の高齢者が、症状をやわらげるために入院するケースが増えています。

　緊急性は高くないものの、入院患者に24時間対応するため、職種や部門によってはシフト制勤務が必要です。

関係する資格

医系、看護師、准看護師、保健師、薬剤師、リハビリ系、栄養系、介護系、医療事務系、社会福祉士、精神保健福祉士、臨床心理士　など

がん専門病院（病棟）

運営◉国立大学法人、学校法人、独立行政法人国立病院機構、地方行政独立法人、医療法人 など

　がんを専門に扱う医療施設です。

　一般に、診療科は内科、外科のように分けられますが、がんでは同じ病気に対して、外科手術（外科）、抗がん剤治療（腫瘍内科）、放射線治療（放射線科）、精神的なケア（精神腫瘍科）など、複数の科にまたがる医療を連携して行うことが重要です。がんを専門とすることで、さまざまな分野の医療スタッフが連携しながら、よりよい治療法を見出していきやすくなります。

　がんに特に関心がある場合は、がんに関わる仕事をするために適した職場と言えるでしょう。

　24時間入院患者に対応するため、職種や部門によってはシフト制勤務が必要です。

関係する資格

医系、看護師、准看護師、保健師、薬剤師、リハビリ系、検査・技術系、栄養系、介護系、医療事務系、社会福祉士　など

緩和ケア病棟

運営●国立大学法人、学校法人、独立行政法人国立病院機構、
地方行政独立法人、医療法人 など

　病気が治らない終末期のがん患者などが、最期まで尊厳を保ちながら療養生活を過ごせるように支援する病棟です。いわゆるホスピスです。

　以前は医療は命を助け、病気を治すためだけのものでした。しかし、最近では、療養中の生活の質を上げて豊かに生きる手助けをすることも、大切な医療と考えられるようになってきています。

　人の役に立つという意味では、大変やりがいがある仕事ですが、常に終末期の人と接するために、精神的な負担を感じることもあるようです。

　24時間入院患者に対応するため、職種や部門によってはシフト制勤務が必要です。

関係する資格

医系、看護師、准看護師、保健師、薬剤師、リハビリ系、栄養系、介護系、社会福祉士、精神保健福祉士、臨床心理士　など

出産・子ども

こども病院（病棟）

運営◉国立大学法人、学校法人、独立行政法人国立病院機構、地方行政独立法人、医療法人　など

　新生児から中学生くらいまでの子どもを対象に、高度な治療を行う病院です。小児は身体が小さい上に、身体の機能が大人とは異なる場合が多く、医療行為には専門知識が必要です。また、入院中の子どもへの学習支援や精神的な支援など、大人とは異なる配慮も必要です。

　子どもに関わる仕事をしたい人には、適した職場と言えるでしょう。

　24時間入院患者に対応するため、職種や部門によってはシフト制勤務が必要です。

関係する資格

医系、看護師、准看護師、保健師、薬剤師、リハビリ系、検査・技術系、栄養系、保育系、介護系、社会福祉士、精神保健福祉士、臨床心理士　など

●こども病院(病棟)／周産期母子医療センター／助産所(助産院)

周産期母子医療センター

運営●国立大学法人、学校法人、独立行政法人国立病院機構、地方行政独立法人、医療法人　など

　周産期とは、出産前後の時期のことです。妊娠中や出産時、出産後の母親への対応は産婦人科で行いますが、超未熟児など生まれてくる子どもが生命の危険にさらされる場合には、新生児に対する特別な医療体制が必要になります。周産期母子医療センターは、一般病院の産科や助産院で対応しきれない難しい症例を受け入れられるように、体制を整えた医療施設です。

　24時間入院患者に対応するため、職種や部門によってはシフト制勤務が必要です。

関係する資格

医系、看護系、薬剤師、リハビリ系、検査・技術系、栄養系、社会福祉士　など

助産所(助産院)

運営●医療法人、個人

　助産師が、妊婦や出産直後の人、新生児への保健指導を行ったり、出産を手助けするところです。

　一般に助産師1名か、数人の助産師が共同で開設します。

　異常を発見した場合にはすみやかに医師に連絡し、周産期母子医療センターへの搬送など、適切な処置を行わなくてはなりません。非常時には1人で素早く判断をする必要があり、責任が重い職場と言えるでしょう。

関係する資格

助産師

家庭医

診療所

運営◉医療法人、個人　など

　医師が1名、または数名程度で診療を行う小規模な医療機関です。入院設備はないか、あっても19床以下のため、外来または訪問診療を中心に行います。

　簡単な手術を行ったり、19床以下で入院設備を持つ診療所もあります。

　その地域の人のかかりつけ医として、健康管理を行う診療所が多く、そのため本来の専門だけでなく、内科と小児科など、複数の診療科をかかげていることが少なくありません。総合診療医または家庭医としての訓練を受けて、眼科や耳鼻咽喉科などを含めて幅広い診療を行う診療所もあります。専門的な治療が必要と判断したら、地域医療支援病院や特定機能病院など、ほかの医療機関に紹介していきます。

　当番制で休日の初期救急を担当したり、校医として学校の健康管理を行ったりもします。

関係する資格

　医師、看護師、准看護師、医療事務系　など

●診療所／在宅療養支援診療所／専門診療所

在宅療養支援診療所

運営●医療法人、個人

　その地域での在宅療養を中心的に担う診療所として、一定の基準を満たし、認可を受けた診療所です。

　認可の条件として、24時間体制で医師または看護師が電話連絡を受け、往診や訪問看護が可能な体制を整える必要があります。

　患者の生活の場に出かけていって、療養生活を支える手助けをします。患者にとってより身近な存在として頼りにされることが多く、やりがいを感じやすい職場です。1人、または2、3人の少人数で移動して回ることが多く、1人で判断する必要があります。病院などで経験を積み、自信が持てるようになってから働くとよいでしょう。

　24時間体制で対応するため、シフト制勤務が必要になります。

関係する資格

医師、看護師、介護支援専門員（ケアマネジャー）　など

専門診療所

運営●医療法人、個人　など

　糖尿病など特定の疾患や、人工腎臓透析、大腸内視鏡検査など、特定の医療を専門に行う診療所があります。

　多くの症例を扱うことで、専門的な腕を磨き、または身につけた腕と経験を最大限活かすことができます。しかし、幅広い経験を積むためには、規模が大きい病院や一般的な診療所で働くほうがよいでしょう。

関係する資格

医師、看護師、准看護師、臨床工学士　など

薬

調剤薬局

運営◉個人、医療法人、民間企業　など

　法律上、薬局と名乗る場合は必ず調剤設備がありますが、中でも処方箋薬の調剤を主に行う薬局を、一般に調剤薬局と呼んでいます。

　処方内容の確認や服薬指導など、薬剤師ならではの仕事が期待される職場と言えるでしょう。

　処方薬を主に扱っていても、一般用医薬品や日用品の販売も行う薬局もあります。

関係する資格

薬剤師

ドラッグストア（薬局、薬店）

運営◉個人、民間企業　など

　一般用医薬品を主に販売する店舗です。一見ドラッグストアでも、法的には調剤設備があり薬剤師が常駐している薬局と、一般薬の販売を専門にする薬店があります。ドラッグストアでは、医薬品だけではなく、医薬部外品や日用品などを幅広く販売しています。

　薬剤師や登録販売者は、一般用医薬品の相談に乗ったり、使用方法を説明したりします。

関係する資格

薬剤師、登録販売者

●調剤薬局／ドラッグストア（薬局、薬店）／製薬企業／MR派遣企業

製薬企業

運営●民間企業　など

　医薬品を製造または販売するには、許可が必要です。製薬企業は、医薬品を開発し、厚生労働省に承認申請を行い、製造して販売します。また、製品に関するさまざまな情報を集めて、医療関係者や一般消費者に提供します。

　医薬品の開発、製造、販売は、特に資格がなくても従事できますが、製薬企業の社員として専門知識を活かして従事する医師や薬剤師は存在します。

　医療機関に医薬品の情報を提供する医薬情報担当者（MR　参照　77ページ）も、仕事に就くために国家資格は必要ありません。ただ、業界の傾向として、MRとして働いていくためには、実質的にはMR認定試験の合格が必要になっています。

関係する資格

MR認定試験、医師、薬剤師

MR派遣企業

運営●民間企業　など

　製薬企業の要請を受けて医薬情報担当者（MR　参照　77ページ）を派遣する企業です。その企業のMR業務全般を請け負う場合と、製薬企業のMR部門にMRを派遣する場合があります。

　MR派遣企業に所属することで、さまざまな医薬品の経験を積み、幅広い経験を身につけることができます。

関係する資格

MR認定試験、医師、薬剤師

歯科

歯科診療所

運営◉医療法人、個人　など

　歯科医師が1名または数名で診療を行う小規模な医療機関です。一般には、歯科医院、デンタルクリニックなどと呼ばれています。

　地域の人を診療して、歯の健康を守ります。

　歯列矯正、小児歯科など、専門的な診療を中心に行う診療所もあります。また、大学病院などから歯科医師が特定の日だけやってきて、専門的な診療を行うこともあります。

関係する資格

　歯科医師、歯科衛生士、歯科技工士　など

在宅療養支援歯科診療所

運営●医療法人、個人　など

　一定の条件を満たし、その地域の在宅療養を中心的に行うにふさわしいとして、指定を受けた歯科診療所です。

　在宅歯科診療は、自宅や施設で療養中で診療所を訪れることが難しい患者に対して、歯科医師や歯科衛生士が訪問して、治療や予防、保健指導を行います。

　介護が必要な高齢者にとって、歯と口の健康は非常に重要とされてきています。今後、進展していくことが見込まれます。

関係する資格

　歯科医師、歯科衛生士　など

歯科技工所

運営●民間企業、個人　など

　歯科診療所や病院から依頼を受けて、義歯や入れ歯の作成を行う事業所です。

関係する資格

　歯科技工士

施術

接骨院（整骨院、ほねつぎ）

運営●民間企業、医療法人、個人　など

　柔道整復師がケガの治療などを行う施術所です。接骨院が法律上の名称ですが、整骨院、ほねつぎ、整体などの看板を出して営業していることがあります。また、鍼灸院やマッサージ院を兼ねているところもあります。

　株式会社などの民間企業がチェーン展開している場合もあれば、個人経営の場合もあります。

　なお、民間療法のカイロプラクティックや整体を行っているところもありますが、日本の法律ではカイロプラクティックや整体は医療と認められていません。

関係する資格

柔道整復師

鍼灸院

運営●民間企業、医療法人、個人　など

　はり師、きゅう師が、はりやきゅうを行う施術所です。接骨院やマッサージ院を兼ねているところもあります。

　個人経営のほか、医療法人などが病院に併設することもあります。

関係する資格

はり師、きゅう師

マッサージ院

運営●民間企業、医療法人、個人　など

　あん摩マッサージ指圧師が、あんま、マッサージ、指圧などを行う施術所です。接骨院や鍼灸院を兼ねているところもあります。

　個人経営のほか、医療法人などが病院に併設することもあります。

関係する資格

あん摩マッサージ指圧師

健康管理

保健所

運営●都道府県、政令指定都市、中核市　など

都道府県や政令指定都市が設置する、住民の健康的な生活を支援するための機関です。

活動の主な担い手は保健師で、担当地域の精神保健、感染症対策、難病対策などを行います。所長は医師で、公衆衛生の指導や衛生検査のために薬剤師や臨床検査技師も働きます。

保健所で働くには、地方公務員試験を経て、保健所を開設する都道府県や政令指定都市の職員として採用される必要があります。ただし、地方公務員試験とは別に、臨時職員を随時募集することがあります。

関係する資格

医師、保健師、薬剤師、臨床検査技師

保健センター

運営●市町村　など

市町村が設置する、住民の健康づくりのための機関です。

活動の主な担い手は保健師で、保健所よりも住民に身近なところで、新生児訪問指導などの育児支援、健康診断、各種健康相談などを実施します。

保健センターで働くには、地方公務員試験を経て、保健センターを開設する市町村の職員として採用される必要があります。ただし、臨時職員などを随時募集することもあります。

関係する資格

保健師

●保健所／保健センター／一般事業所（産業医／産業保健師／産業看護師）

一般事業所（産業医／産業保健師／産業看護師）

運営●民間企業　など

　企業・団体などの事業所と契約したり、社員として雇われて事業所で働く人の健康管理を担当する医療職が存在します。

　労働者の健康診断や健康相談を行うほか、労働衛生環境の改善などにも気を配ります。また、企業内診療所などで、体調を崩した労働者の診察や看護を行うこともあります。

　労働安全衛生法により、事業所の労働者数や事業内容に応じて、事業者は嘱託または専属の産業医を配置する必要があります。嘱託の場合は、通常、近隣の開業医などが委託され、専属の場合は、企業内の診療所や病院に勤務します。

　企業内診療所や保健室がある事業所では、保健師や看護師が所属して産業医を補助したり、保健指導にあたったりします。

　保健師の中には、独立開業して企業と契約し、労働者の健康管理や健康相談に取り組む例もあります。

関係する資格

　医師、保健師、看護師、准看護師

学校（学校医／養護教諭）

運営●都道府県、政令指定都市、市町村、学校法人　など

　学校では、生徒や職員の保健管理を行うための学校医が存在します。小中高校では、通常は学校医は非常勤で、地域の開業医などが委託されて担当します。大学など規模が大きいところでは、学内の保健センターに常勤医師が勤務することもあります。

　学校医は、健康診断を行ったり、健康相談に応じたりします。

　小中高校には保健室があり、養護教諭が常駐して、保健室に来た生徒を養護したり、校内の健康管理、保健に関する授業などを行います。

関係する資格

医師、養護教諭

健康診断・検診実施施設

運営●医療法人、民間企業　など

　健康診断や検診を行う医療施設です。企業や市町村の委託を受けて集団検診を実施したり、独自に人間ドックを実施したりします。

　病院の一部門として健診センターがあるものや、主に健康診断の受託を行うものがあります。また、健康診断の結果、必要に応じて保健指導を行う場合があります。

関係する資格

医師、看護師、保健師、健康運動指導士　など

健康診断と検診の違いは？　　column

　健康診断は、健康な状態にあるかどうかを調べることで、検診はがん検診やウイルス検診など、特定の病気にかかっていないか検査することです。

●学校(学校医／養護教諭)／健康診断・検診実施施設／介護老人保健施設／特別養護老人ホーム

高齢者

介護老人保健施設

運営●医療法人　など

　病状が安定期にあり、入院の必要はないものの、医療的な管理のもとに、在宅で生活するための機能訓練などを行う施設です。

　定員に応じて、医師、看護師、介護職員、生活相談員、栄養士、理学療法士または作業療法士、介護支援専門員などの配置が義務づけられています。

関係する資格

医師、看護師、准看護師、保健師、介護系、薬剤師、リハビリ系、栄養系、医療事務系、相談援助系　など

特別養護老人ホーム

運営●地方公共団体、社会福祉法人　など

　寝たきりや重度の認知症など、ひとり暮らしが難しく介護が必要な高齢者が、入居して生活する施設です。

　24時間介護が必要なため、通常、介護職員はシフト制の勤務になります。

関係する資格

看護師、准看護師、介護系、相談援助系　など

居宅介護支援事業所

運営●社会福祉法人、NPO法人、医療法人、民間企業　など

　在宅で介護サービスを利用する人を対象に、介護支援専門員（ケアマネジャー）が相談に乗ってケアプランを作成したり、定期的にモニタリングを行ったりして、適切な介護サービスが受けられるようにするための事業所です。

　訪問介護ステーション、デイサービス、病院などにあわせて設置され、同じ経営グループの事業所を組み合わせて利用したり、退院時に地域生活に移行できるように支援する場合が多いようです。

関係する資格

介護支援専門員（ケアマネジャー）

訪問看護事業所

運営●医療法人、社会福祉法人、民間企業　など

　看護師らが患者宅などを訪問して、看護やリハビリテーションなどの医療行為を行う事業所です。看護師と介護福祉士など介護職員がチームを組んで、訪問することもあります。

　24時間対応の場合と昼間だけの場合があり、24時間対応の場合は、シフト制勤務が必要になります。

関係する資格

看護師、理学療法士、作業療法士、言語聴覚士、介護系、介護支援専門員（ケアマネジャー）　など

●居宅介護支援事業所／訪問看護事業所／訪問リハビリテーション事業所／通所リハビリテーション事業所

訪問リハビリテーション事業所

運営●医療法人、社会福祉法人、民間企業　など

　理学療法士、作業療法士または言語聴覚士が患者宅などを訪問して、リハビリテーションを行います。

関係する資格

　理学療法士、作業療法士、言語聴覚士、介護系、介護支援専門員（ケアマネジャー）　など

通所リハビリテーション事業所

運営●医療法人、社会福祉法人、民間企業　など

　病状が安定期にあってリハビリテーションが必要な人に、日中、通ってもらい、理学療法士や作業療法士、言語聴覚士などの指導のもとに、リハビリテーションを行います。

関係する資格

　理学療法士、作業療法士、言語聴覚士、介護系、介護支援専門員（ケアマネジャー）　など

第3章　医療・看護の主な職場

高齢者

地域包括支援センター（高齢者総合相談センター）

運営◉自治体、社会福祉法人　など

　高齢者に関する相談を総合的に受け付けるため、介護保険法で規定された機関です。介護保険の利用について相談に乗るほか、介護予防事業の推進、高齢者虐待の早期発見・防止、地域の介護支援専門員（ケアマネジャー）の相談受け付けや指導も行います。

　住民数に応じて、社会福祉士、保健師、主任介護支援専門員（主任ケアマネジャー）を置くことが推奨されています。

関係する資格

社会福祉士、保健師、主任介護支援専門員（主任ケアマネジャー）

その他

血液センター

運営◉日本赤十字社

献血を受け付け、提供者の問診や採血を行います。

関係する資格

医師、看護師

衛生検査所

運営◉民間企業、一般社団法人

医療機関から委託を受けて、検体検査を行う事業所です。

小規模で検査設備を持たない診療所から委託を受けたり、規模が大きい病院から頻度があまり高くない特殊な検査などを依頼され、専門的に検査したりします。どのような検査を行うかは、検査所によってまちまちです。

関係する資格

臨床検査技師

義肢装具製作所

運営◉民間企業、個人　など

医療機関から委託を受けて、義肢装具を製作する事業所です。

関係する資格

義肢装具士

医療事務請負・派遣会社

運営◉民間企業　など

　病院などの医療機関に対して、受付・診療報酬請求などの事務全般を請け負ったり、事務員を派遣する企業です。

　最近では、事務を外注したり、派遣社員でまかなう医療機関が増えています。医療事務の請負・派遣会社に所属することで、さまざまな医療機関で幅広い経験を積むことができます。

関係する資格

医療事務系

付　録

各種施設の一覧

付録1 主な資格試験の問い合わせ先

※紙面の都合もあり、「医師／歯科医師」のように試験日程が近いものをまとめてありますが、試験日や申込期間がまったく同じということではありません。また、例年の日程を示していますが、変更が生じることもあります。最新の情報は、各自でご確認ください。

医師／歯科医師	試験日 年1回　2月上旬	申込期間 11月上旬～下旬
看護師／保健師／助産師	試験日 年1回　2月中旬	申込期間 11月下旬～12月中旬
作業療法士／理学療法士	試験日 年1回　2月下旬	申込期間 12月中旬～1月上旬
視能訓練士	試験日 年1回　2月下旬	申込期間 12月中旬～1月上旬
厚生労働省 医政局医事課 試験免許室	住所 東京都千代田区霞が関1-2-2	
	TEL 03-5253-1111　URL http://www.mhlw.go.jp/	
言語聴覚士	試験日 年1回　2月中旬	申込期間 11月中旬～12月上旬
公益財団法人 医療研修推進財団	住所 東京都港区虎ノ門1-22-14　ミツヤ虎ノ門ビル4F	
	TEL 03-3501-6515　URL http://www.pmet.or.jp/	
薬剤師	試験日 年1回　3月上旬	申込期間 1月上旬～中旬（10日程度）
厚生労働省 医薬食品局総務課分室	住所 東京都千代田区霞が関1-2-2	
	TEL 03-5253-1111　URL http://www.mhlw.go.jp/	
MR認定試験	講習会・研修会の情報 http://www.mre.or.jp/seminar/index.html	
公益財団法人 MR認定センター	住所 東京都中央区日本橋本町3-3-4　日本橋本町ビル9階	
	TEL 03-3279-2500　URL http://www.mre.or.jp/raffic_g.html	
診療放射線技師／ 臨床検査技師	試験日 年1回　2月下旬	申込期間 12月中旬～1月上旬
厚生労働省 医政局医事課 試験免許室	住所 東京都千代田区霞が関1-2-2	
	TEL 03-5253-1111　URL http://www.mhlw.go.jp/	
細胞検査士	試験日 年1回　一次試験10月下旬、二次試験12月上旬	申込期間 8月中旬～9月上旬
国際細胞検査士	試験日 2年に1回　7月	申込期間 8月中旬～9月上旬
日本臨床細胞学会	住所 東京都千代田区神田駿河台2-11-1　駿河台サンライズビル3F	
	TEL 03-5577-4680　URL http://www.jscc.or.jp/	
緊急臨床検査士	試験日 年1回　8月上旬	
	申込期間 一次受付：2月上旬 　　　　　一次受付で受験資格を得た場合の出願期間： 　　　　　　　　　　　　　　　3月上旬（1週間程度）	
公益社団法人 日本臨床検査同学院	住所 東京都千代田区神田錦町1-13　宝栄錦町ビル201	
	TEL 03-5282-3117　URL http://clmj.umin.jp/	

付録1 ●主な資格試験の問い合わせ先

臨床工学技士	試験日 年1回 3月上旬	申込期間 1月上旬〜中旬（10日程度）
3学会合同呼吸療法認定士	講習会受講申請 オンラインで3月上旬〜下旬に申請書類をダウンロード（書類提出は4月中旬）	
	試験日 年1回 11月中旬〜下旬	申込期間 申請書類配布開始日〜6月下旬
公益財団法人 医療機器センター	住所 東京都文京区本郷3-42-6 NKDビル	
	TEL 03-3813-8531（試験事業部）/03-3813-8703（認証事業部） URL http://www.jaame.or.jp/index.php	
超音波検査士	試験日 年1回 2月上旬	申込期間 オンラインで7月下旬〜9月下旬（申請書類の送付期間：8月上旬〜10月上旬）
一般社団法人 日本超音波医学会	住所 東京都千代田区神田淡路町2-23-1 お茶の水センタービル6階 TEL 03-6380-3711 URL http://www.jsum.or.jp/	
日本糖尿病療養指導士	試験日 年1回 3月上旬	申込期間 11月中旬〜12月上旬
一般社団法人 日本糖尿病療養指導士認定機構	住所 東京都文京区本郷2-30-7 本郷T＆Sビル3階 TEL 03-3815-1481 URL http://www.cdej.gr.jp/	
歯科衛生士	試験日 年1回 3月上旬	申込期間 1月上旬〜中旬（10日程度）
一般財団法人 歯科医療振興財団	住所 東京都千代田区九段北4-1-20 歯科医師会館内 TEL 03-3262-3381 URL http://www.dc-training.or.jp/	
歯科助手技能認定	修了試験情報 https://www.jme.or.jp/exam/da/index.html	
一般財団法人 日本医療教育財団	住所 東京都千代田区猿楽町2-2-10 TEL 03-3294-6624 URL https://www.jme.or.jp/	
柔道整復師	試験日 年1回 3月上旬	申込期間 1月上旬〜中旬（10日程度）
公益財団法人 柔道整復研修試験財団	住所 東京都港区高輪3-25-33 長田ビル4階 TEL 03-3280-9720 URL http://www.zaijusei.com/	
あん摩マッサージ指圧師	試験日 年1回 2月下旬	申込期間 12月上旬〜下旬
はり師／きゅう師	試験日 年1回 2月下旬	申込期間 12月上旬〜下旬
公益財団法人 東洋療法研修試験財団	住所 東京都港区芝大門1-16-3 芝大門116ビル6階 TEL 03-3431-8771 URL http://www.ahaki.or.jp/	
管理栄養士	試験日 年1回 3月下旬	申込期間 1月上旬〜中旬の1週間
厚生労働省 健康局がん対策・健康増進課栄養指導室	住所 東京都千代田区霞ヶ関1-2-2 TEL 03-5253-1111 URL http://www.mhlw.go.jp/	
介護福祉士	試験日 年1回 筆記試験（一次試験）1月下旬、合格者の実技試験（二次試験）3月上旬	
	申込期間 8月上旬〜9月上旬	
社会福祉士／精神保健福祉士	試験日 年1回 1月下旬	申込期間 9月上旬〜10月上旬
公益財団法人 社会福祉振興・試験センター	住所 東京都渋谷区渋谷1-5-6 SEMPOSビル TEL 03-3486-7559 URL http://www.sssc.or.jp/index.html	

付録 各種施設の一覧

保育士	試験日 年1回 筆記試験8月上旬、実技試験10月中旬	申込期間 4月上旬～5月中旬
社団法人 全国保育士養成協議会保育士試験事務センター	住所 東京都豊島区高田3-19-10	
	TEL 0120-4194-82　URL http://www.hoyokyo.or.jp/	

医療保育専門士	受講申込期間 4月上旬～下旬
	受講情報 http://iryouhoiku.jp/
日本医療保育学会	住所 大分県大分市片島83-7　大分こども病院内　日本医療保育学会事務局
	FAX 097-568-2970　URL http://iryouhoiku.jp/

子ども療養支援士	受講情報 http://kodomoryoyoshien.jp/cn3/course1.html
子ども療養支援協会	住所 東京都文京区本郷2-1-1　順天堂大学医学部小児科　子ども療養支援協会事務局
	TEL ―　URL http://kodomoryoyoshien.jp/

福祉住環境コーディネーター	試験日 3級・2級：年2回　7月上旬／11月下旬　1級：年1回　11月下旬
	申込期間 7月試験：4月下旬～5月下旬　11月試験：9月上旬～10月上旬
東京商工会議所検定センター	住所 東京都千代田区丸の内3-2-2
	TEL 03-3989-0777　URL http://www.kentei.org/

メディカルクラーク（医療事務技能審査試験）	試験日 月1回（毎月下旬）	申込期間 受験月の2か月前の下旬～受験月の上旬
メディカル・レコード・コーディネーター（診療情報管理技能認定試験）	試験日 年3回　1月下旬／5月下旬／9月下旬	申込期間 受験月の2か月間の下旬～受験月の上旬
一般財団法人 日本医療教育財団	住所 東京都千代田区猿楽町2-2-10	
	TEL 03-3294-6624　URL https://www.jme.or.jp/	

診療報酬請求事務能力認定試験	試験日 年2回　7月／12月	申込期間 試験日の2.5か月前～1.5か月前
公益財団法人 日本医療保険事務協会	住所 東京都千代田区内神田2-5-3　児谷ビル	
	TEL 03-3252-3811　URL http://www.shaho.co.jp/iryojimu/	

医療秘書技能検定試験	試験日 年2回　6月上旬／11月上旬
	申込期間 4月上旬～5月上旬／9月上旬～10月上旬
一般社団法人 医療秘書教育全国協議会	住所 東京都江戸川区東葛西6-7-5　滋慶ビル2F
	TEL 03-5675-7077　URL http://www.medical-secretary.jp/

診療情報管理士（旧・診療録管理士）	試験日 年1回　2月上旬	申込期間 10月上旬～下旬
一般社団法人 日本病院会	住所 東京都千代田区三番町9-15　ホスピタルプラザビル	
	TEL 03-3265-0077　URL http://www.hospital.or.jp/	

付録1 ●主な資格試験の問い合わせ先

医療情報技師／上級医療情報技師		
	試験日 年1回　8月下旬	申込期間 4月上旬～6月下旬
一般社団法人 日本医療情報学会 医療情報技師育成部会	住所 東京都文京区本郷2-17-17　井門本郷ビル2階	
	TEL 03-3811-4167	
	URL http://www.jami.jp/hcit/HCIT_SITES/index.php	

養護教諭（一種・二種）		
	免許資格を取得できる大学 http://www.mext.go.jp/a_menu/shotou/kyoin/daigaku/detail/1287086.htm	
文部科学省 初等中等教育局教職員課 教員免許企画室免許係	住所 東京都千代田区霞が関3-2-2	
	TEL 03-5253-4111　　URL http://www.mext.go.jp	

義肢装具士		
	試験日 年1回　2月下旬	申込期間 1月上旬～下旬（2週間程度）
公益財団法人 テクノエイド協会	住所 東京都新宿区神楽河岸1-1　セントラルプラザ4階	
	TEL 03-3266-6882　　URL http://www.techno-aids.or.jp/	

救急救命士		
	試験日 年1回　3月上旬	申込期間 1月上旬～下旬
一般財団法人 日本救急医療財団	住所 東京都文京区湯島3-37-4　HF湯島ビルディング7F	
	TEL 03-3835-0099　　URL http://www.qqzaidan.jp/	

臨床心理士		
	試験日 年1回　筆記試験（一次試験）10月上旬、口述面接試験（二次試験）11月下旬	
	申込期間 7月上旬～9月上旬	
公益財団法人 日本臨床 心理士資格認定協会	住所 東京都文京区本郷2-40-14　山崎ビル7階	
	TEL 03-3817-0020　　URL http://fjcbcp.or.jp/	

健康運動指導士		
	試験日 年3回	
	講習会情報 http://www.health-net.or.jp/shikaku/shidoushi/youryou.html	
公益財団法人 健康・体力づくり事業財団 指導者養成部	住所 東京都港区東新橋2-6-10　大東京ビル7階	
	TEL 03-6430-9115　　URL http://www.health-net.or.jp/	

※准看護師、登録販売者、栄養士、介護支援専門員（ケアマネジャー）、介護職員初任者研修、介護職員実務者研修については、各都道府県にお問い合わせください。
※歯科技工士については、各都道府県 衛生主管部局にお問い合わせください。
※歯科助手資格認定制度については、各都道府県の歯科医師会にお問い合わせください。

付　録　各種施設の一覧

付録2 医学部・歯学部・薬学部のある大学等一覧

※2014年7月1日現在の情報をもとにしています。施設や学部、学科の名称は変更されたり、募集が行われなくなったりする場合があります。詳しくは各施設へお問い合わせください。なお、地域は地方厚生局の管轄区域をもとに区分しています。

●大学医学部・医科大学

■北海道・東北

名称	所在地	電話番号
北海道大学　医学部医学科	北海道札幌市北区北15条西7丁目	011-716-2111
旭川医科大学　医学部医学科	北海道旭川市緑が丘東2条1丁目1-1	0166-65-2111
札幌医科大学　医学部医学科	北海道札幌市中央区南1条西17丁目	011-611-2111
弘前大学　医学部医学科	青森県弘前市在府町5	0172-33-5111
岩手医科大学　医学部医学科	岩手県盛岡市内丸19-1	019-651-5111
東北大学　医学部医学科	宮城県仙台市青葉区星陵町2-1	022-717-7000
秋田大学　医学部医学科	秋田県秋田市本道1-1-1	018-833-1166
山形大学　医学部医学科	山形県山形市飯田西2-2-2	023-633-1122
福島県立医科大学　医学部医学科	福島県福島市光が丘1	024-547-1111

■関東・信越

名称	所在地	電話番号
筑波大学　医学群医学類	茨城県つくば市天王台1-1-1	029-853-2111
自治医科大学　医学部医学科	栃木県下野市薬師寺3311-1	0285-44-2111
獨協医科大学　医学部医学科	栃木県下都賀郡壬生町大字北小林880	0282-86-1111
群馬大学　医学部医学科	群馬県前橋市昭和町3-39-22	027-220-7111
埼玉医科大学　医学部医学科	埼玉県入間郡毛呂山町毛呂本郷38	049-276-1109
防衛医科大学校　医学科 ※厳密には文部科学省所管の大学ではありませんが、大学に準じた学校です。	埼玉県所沢市並木3-2	04-2995-1211
千葉大学　医学部医学科	千葉県千葉市中央区亥鼻1-8-1	043-226-2003
東京大学　医学部医学科	東京都文京区本郷7-3-1	03-5841-3303
東京医科歯科大学　医学部医学科	東京都文京区湯島1-5-45	03-3813-6111
杏林大学　医学部医学科	東京都三鷹市新川6-20-2	0422-47-5511
慶應義塾大学　医学部医学科	東京都新宿区信濃町35	03-3353-1211
順天堂大学　医学部医学科	東京都文京区本郷2-1-1	03-3813-3111
昭和大学　医学部医学科	東京都品川区旗の台1-5-8	03-3784-8000
帝京大学　医学部医学科	東京都板橋区加賀2-11-1	03-3964-1211
東京医科大学　医学部医学科	東京都新宿区新宿6-1-1	03-3351-6141
東京慈恵会医科大学　医学部医学科	東京都港区西新橋3-25-8	03-3433-1111
東京女子医科大学　医学部医学科	東京都新宿区河田町8-1	03-3353-8111
東邦大学　医学部医学科	東京都大田区大森西5-21-16	03-3762-4151
日本大学　医学部医学科	東京都板橋区大谷口上町30-1	03-3972-8111
日本医科大学　医学部医学科	東京都文京区千駄木1-1-5	03-3822-2131
横浜市立大学　医学部医学科	神奈川県横浜市金沢区福浦3-9	045-787-2311
北里大学　医学部医学科	神奈川県相模原市南区北里1-15-1	042-778-8111
聖マリアンナ医科大学　医学部医学科	神奈川県川崎市宮前区菅生2-16-1	044-977-8111
東海大学　医学部医学科	神奈川県伊勢原市下糟屋143	0463-93-1121
新潟大学　医学部医学科	新潟県新潟市中央区旭町通1-757	025-223-6161

付録2 ●医学部・歯学部・薬学部のある大学等一覧

| 山梨大学　医学部医学科 | 山梨県中央市下河東1110 | 055-273-1111 |
| 信州大学　医学部医学科 | 長野県松本市旭3-1-1 | 0263-35-4600 |

■東海・北陸

名称	所在地	電話番号
富山大学　医学部医学科	富山県富山市杉谷2630	076-434-2281
金沢大学　医薬保健学域医学類	石川県金沢市宝町13-1	076-265-2100
金沢医科大学　医学部	石川県河北郡内灘町大学1-1	076-286-2211
岐阜大学　医学部医学科	岐阜県岐阜市柳戸1-1	058-230-6000
浜松医科大学　医学部医学科	静岡県浜松市東区半田山1-20-1	053-435-2111
名古屋大学　医学部医学科	愛知県名古屋市昭和区鶴舞町65	052-741-2111
名古屋市立大学　医学部医学科	愛知県名古屋市瑞穂区瑞穂町字川澄1	052-853-8077
愛知医科大学　医学部医学科	愛知県長久手市岩作雁又1-1	0561-62-3311
藤田保健衛生大学　医学部医学科	愛知県豊明市沓掛町田楽ヶ窪1-98	0562-93-2000
三重大学　医学部医学科	三重県津市江戸橋2-174	059-232-1111

■近畿

名称	所在地	電話番号
福井大学　医学部医学科	福井県吉田郡永平寺町松岡下合月23-3	0776-61-3111
滋賀医科大学　医学部医学科	滋賀県大津市瀬田月輪町	077-548-2111
京都大学　医学部医学科	京都府京都市左京区吉田近衛町	075-753-4300
京都府立医科大学　医学部医学科	京都府京都市上京区河原町通広小路上ル梶井町465	075-251-5111
大阪大学　医学部医学科	大阪府吹田市山田丘2-2	06-6879-5111
大阪市立大学　医学部医学科	大阪府大阪市阿倍野区旭町1-4-3	06-6645-3611
大阪医科大学　医学部医学科	大阪府高槻市大学町2-7	072-683-1221
関西医科大学　医学部医学科	大阪府枚方市新町2-5-1	072-804-0101
近畿大学　医学部医学科	大阪府大阪狭山市大野東377-2	072-366-0221
神戸大学　医学部医学科	兵庫県神戸市中央区楠町7-5-1	078-382-5111
兵庫医科大学　医学部医学科	兵庫県西宮市武庫川町1-1	0798-45-6111
奈良県立医科大学　医学部医学科	奈良県橿原市四条町840	0744-22-3051
和歌山県立医科大学　医学部医学科	和歌山県和歌山市紀三井寺811-1	073-447-2300

■中国・四国

名称	所在地	電話番号
鳥取大学　医学部医学科	鳥取県米子市西町86	0859-33-1111
島根大学　医学部医学科	島根県出雲市塩冶町89-1	0853-23-2111
岡山大学　医学部医学科	岡山県岡山市北区鹿田町2-5-1	086-223-7151
川崎医科大学　医学部医学科	岡山県倉敷市松島577	086-462-1111
広島大学　医学部医学科	広島県広島市南区霞1-2-3	082-257-5555
山口大学　医学部医学科	山口県宇部市南小串1-1-1	0836-22-2111
徳島大学　医学部医学科	徳島県徳島市蔵本町3-18-15	088-633-9116
香川大学　医学部医学科	香川県木田郡三木町池戸1750-1	087-898-5111
愛媛大学　医学部医学科	愛媛県東温市志津川	089-964-5111
高知大学　医学部医学科	高知県南国市岡豊町小蓮	088-866-5811

付録　各種施設の一覧

■九州・沖縄

名称	所在地	電話番号
九州大学　医学部医学科	福岡県福岡市東区馬出3-1-1	092-641-1151
久留米大学　医学部医学科	福岡県久留米市旭町67	0942-35-3311
産業医科大学　医学部医学科	福岡県北九州市八幡西区医生ヶ丘1-1	093-603-1611
福岡大学　医学部医学科	福岡県福岡市城南区七隈8-19-1	092-871-6631
佐賀大学　医学部医学科	佐賀県佐賀市鍋島5-1-1	0952-31-6511
長崎大学　医学部医学科	長崎県長崎市坂本1-12-4	095-819-7000
熊本大学　医学部医学科	熊本県熊本市中央区本荘1-1-1	096-344-2111
大分大学　医学部医学科	大分県由布市挾間町医大ヶ丘1-1	097-549-4411
宮崎大学　医学部医学科	宮崎県宮崎市清武町木原5200	0985-85-1510
鹿児島大学　医学部医学科	鹿児島県鹿児島市桜ヶ丘8-35-1	099-275-5111
琉球大学　医学部医学科	沖縄県中頭郡西原町字上原207	098-895-3331

●大学歯学部・歯科大学

■北海道・東北

名称	所在地	電話番号
北海道大学　歯学部歯学科	北海道札幌市北区北13条西7丁目	011-716-2111
北海道医療大学　歯学部歯学科	北海道石狩郡当別町金沢1757	0133-23-1211
岩手医科大学　歯学部歯学科	岩手県盛岡市中央通1-3-27	019-651-5111
東北大学　歯学部歯学科	宮城県仙台市青葉区星陵町4-1	022-717-7000
奥羽大学　歯学部歯学科	福島県郡山市富田町字三角堂31-1	024-932-8931

■関東・信越

名称	所在地	電話番号
明海大学　歯学部歯学科	埼玉県坂戸市けやき台1-1	049-285-5511
日本大学　松戸歯学部歯学科	千葉県松戸市栄町西2-870-1	047-368-6111
東京医科歯科大学　歯学部歯学科	東京都文京区湯島1-5-45	03-3813-6111
昭和大学　歯学部歯学科	東京都品川区旗の台1-5-8	03-3784-8000
東京歯科大学　歯学部歯学科	東京都千代田区三崎町2-9-18	03-6380-9001
日本大学　歯学部歯学科	東京都千代田区神田駿河台1-8-13	03-3219-8002
日本歯科大学　生命歯学部生命歯学科	東京都千代田区富士見1-9-20	03-3261-8311
神奈川歯科大学　歯学部歯学科	神奈川県横須賀市稲岡町82	046-822-9580
鶴見大学　歯学部歯学科	神奈川県横浜市鶴見区鶴見2-1-3	045-574-8627
新潟大学　歯学部歯学科	新潟県新潟市中央区学校町通2-5274	025-223-6161
日本歯科大学　新潟生命歯学部生命歯学科	新潟県新潟市中央区浜浦町1-8	025-267-1500
松本歯科大学　歯学部歯学科	長野県塩尻市広丘郷原1780	0263-52-3100

■東海・北陸

名称	所在地	電話番号
朝日大学　歯学部歯学科	岐阜県瑞穂市穂積1851	058-329-1111
愛知学院大学　歯学部歯学科	愛知県名古屋市千種区楠元町1-100	052-751-2561

付録2 ●医学部・歯学部・薬学部のある大学等一覧

■近畿

名称	所在地	電話番号
大阪大学　歯学部歯学科	大阪府吹田市山田丘1-8	06-6879-5111
大阪歯科大学　歯学部歯学科	大阪府枚方市楠葉花園町8-1	072-864-3111

■中国・四国

名称	所在地	電話番号
岡山大学　歯学部歯学科	岡山県岡山市北区鹿田町2-5-1	086-223-7151
広島大学　歯学部歯学科	広島県広島市南区霞1-2-3	082-257-5555
徳島大学　歯学部歯学科	徳島県徳島市蔵本町3-18-15	088-633-7304

■九州・沖縄

名称	所在地	電話番号
九州大学　歯学部歯学科	福岡県福岡市東区馬出3-1-1	092-641-1151
九州歯科大学　歯学部歯学科	福岡県北九州市小倉北区真鶴2-6-1	093-582-1131
福岡歯科大学　口腔歯学部口腔歯学科	福岡県福岡市早良区田村2-15-1	092-801-0411
長崎大学　歯学部歯学科	長崎県長崎市坂本1-7-1	095-819-7600
鹿児島大学　歯学部歯学科	鹿児島県鹿児島市桜ヶ丘8-35-1	099-275-5111

●大学薬学部・薬科大学

※薬剤師国家試験の受験資格が得られる6年制の学部・学科の一覧です（4年制の学部・学科は除いています）。

■北海道・東北

名称	所在地	電話番号
北海道大学　薬学部薬学科	北海道札幌市北区北12条西6丁目	011-716-2111
北海道医療大学　薬学部薬学科	北海道石狩郡当別町金沢1757	0133-23-1211
北海道薬科大学　薬学部薬学科	北海道小樽市桂岡町7-1	0134-62-5111
青森大学　薬学部薬学科	青森県青森市幸畑2-3-1	017-738-2001
岩手医科大学　薬学部薬学科	岩手県紫波郡矢巾町西徳田2-1-1	019-651-5111
東北大学　薬学部薬学科	宮城県仙台市青葉区荒巻字青葉6-3	022-717-7800
東北薬科大学　薬学部薬学科	宮城県仙台市青葉区小松島4-4-1	022-234-4181
いわき明星大学　薬学部薬学科	福島県いわき市中央台飯野5-5-1	0246-29-5111
奥羽大学　薬学部薬学科	福島県郡山市富田町字三角堂31-1	024-932-8931

■関東・信越

名称	所在地	電話番号
国際医療福祉大学　薬学部薬学科	栃木県大田原市北金丸2600-1	0287-24-3000
高崎健康福祉大学　薬学部薬学科	群馬県高崎市中大類町37-1	027-352-1290
城西大学　薬学部薬学科	埼玉県坂戸市けやき台1-1	049-286-2233
日本薬科大学　薬学科	埼玉県北足立郡伊奈町小室10281	048-721-1155
千葉大学　薬学部薬学科	千葉県千葉市中央区亥鼻1-8-1	043-226-2853
城西国際大学　薬学部医療薬学科	千葉県東金市求名1	0475-55-8800
千葉科学大学　薬学部薬学科	千葉県銚子市潮見町3	0479-30-4500
東京理科大学　薬学部薬学科	千葉県野田市山崎2641	04-7121-3691
東邦大学　薬学部薬学科	千葉県船橋市三山2-2-1	047-472-0666

付　録　各種施設の一覧

日本大学　薬学部薬学科	千葉県船橋市習志野台7-7-1	047-465-2111
東京大学　薬学部薬科学科	東京都文京区本郷7-3-1	03-5841-4702
北里大学　薬学部薬学科	東京都港区白金5-9-1	03-3444-6191
慶應義塾大学　薬学部薬学科	東京都港区芝公園1-5-30	03-3434-6241
昭和大学　薬学部薬学科	東京都品川区旗の台1-5-8	03-3784-8000
昭和薬科大学　薬学部薬学科	東京都町田市東玉川学園3-3165	042-721-1511
帝京大学　薬学部薬学科	東京都板橋区加賀2-11-1	03-3964-1211
帝京平成大学　薬学部薬学科	東京都中野区中野4-21-2	03-5860-4711
東京薬科大学　薬学部	東京都八王子市堀之内1432-1	042-676-5111
星薬科大学　薬学部薬学科	東京都品川区荏原2-4-41	03-3786-1011
武蔵野大学　薬学部薬学科	東京都西東京市新町1-1-20	03-5530-7333
明治薬科大学　薬学部薬学科	東京都清瀬市野塩2-522-1	042-495-8611
横浜薬科大学　薬学部	神奈川県横浜市戸塚区俣野町601	045-859-1300
新潟薬科大学　薬学部薬学科	新潟県新潟市秋葉区東島265-1	0250-25-5000

■ 東海・北陸

名称	所在地	電話番号
富山大学　薬学部薬学科	富山県富山市杉谷2630	076-434-2281
金沢大学　医薬保健学域薬学類	石川県金沢市角間町	076-234-6822
北陸大学　薬学部薬学科	石川県金沢市金川町ホ3	076-229-1165
岐阜薬科大学　薬学部薬学科	岐阜県岐阜市大学西1-25-4	058-230-8100
静岡県立大学　薬学部薬学科	静岡県静岡市駿河区谷田52-1	054-264-5102
名古屋市立大学　薬学部薬学科	愛知県名古屋市瑞穂区田辺通3-1	052-836-3402
愛知学院大学　薬学部医療薬学科	愛知県名古屋市千種区楠元町1-100	052-751-2561
金城学院大学　薬学部薬学科	愛知県名古屋市守山区大森2-1723	052-798-0180
名城大学　薬学部薬学科	愛知県名古屋市天白区八事山150	052-832-1151
鈴鹿医療科学大学　薬学部薬学科	三重県鈴鹿市南玉垣町3500-3	059-340-0550

■ 近畿

名称	所在地	電話番号
立命館大学　薬学部薬学科	滋賀県草津市野路東1-1-1	077-561-5021
京都大学　薬学部薬学科	京都府京都市左京区吉田下阿達町46-29	075-753-4510
京都薬科大学　薬学部薬学科	京都府京都市山科区御陵中内町5	075-595-4600
同志社女子大学　薬学部医療薬学科	京都府京田辺市興戸	0774-65-8477
大阪大学　薬学部薬学科	大阪府吹田市山田丘1-6	06-6879-8144
大阪大谷大学　薬学部薬学科	大阪府富田林市錦織北3-11-1	0721-24-0381
大阪薬科大学　薬学部薬学科	大阪府高槻市奈佐原4-20-1	072-690-1000
近畿大学　薬学部医療薬学科	大阪府東大阪市小若江3-4-1	06-4307-3058
摂南大学　薬学部薬学科	大阪府枚方市長尾峠町45-1	072-866-3100
神戸学院大学　薬学部薬学科	兵庫県神戸市中央区港島1-1-3	078-974-1551
神戸薬科大学　薬学部薬学科	兵庫県神戸市東灘区本山北町4-19-1	078-453-0031
姫路獨協大学　薬学部医療薬学科	兵庫県姫路市上大野7-2-1	079-223-2211
兵庫医療大学　薬学部医療薬学科	兵庫県神戸市中央区港島1-3-6	078-304-3000
武庫川女子大学　薬学部薬学科	兵庫県西宮市甲子園九番町11-68	0798-45-9931

付録 2 ●医学部・歯学部・薬学部のある大学等一覧

■中国・四国

名称	所在地	電話番号
岡山大学　薬学部薬学科	岡山県岡山市北区津島中1-1-1	086-252-1111
就実大学　薬学部薬学科	岡山県岡山市中区西川原1-6-1	086-271-8111
広島大学　薬学部薬学科	広島県広島市南区霞1-2-3	082-257-5555
広島国際大学　薬学部薬学科	広島県呉市広古新開5-1-1	0823-73-8980
福山大学　薬学部薬学科	広島県福山市学園町1番地三蔵	084-936-2111
安田女子大学　薬学部薬学科	広島県広島市安佐南区安東6-13-1	082-878-8111
徳島大学　薬学部薬学科	徳島県徳島市庄町1-78-1	088-633-7245
徳島文理大学　薬学部薬学科	徳島県徳島市山城町西浜傍示180	088-602-8000
松山大学　薬学部医療薬学科	愛媛県松山市文京町4-2	089-925-7111

■九州・沖縄

名称	所在地	電話番号
九州大学　薬学部臨床薬学科	福岡県福岡市東区馬出3-1-1	092-641-1151
第一薬科大学　薬学科	福岡県福岡市南区玉川町22-1	092-541-0161
福岡大学　薬学部薬学科	福岡市城南区七隈八丁目19-1	092-871-6631
長崎大学　薬学部薬学科	長崎県長崎市文教町 1-14	095-819-2413
長崎国際大学　薬学部薬学科	長崎県佐世保市ハウステンボス町 2825-7	0956-39-2020
熊本大学　薬学部薬学科	熊本県熊本市中央区大江本町5-1	096-371-4635
崇城大学　薬学部薬学科	熊本県熊本市西区池田4-22-1	096-326-3111
九州保健福祉大学　薬学部薬学科	宮崎県延岡市吉野町1714-1	0982-23-5555

付録3 看護師の養成校一覧

※2014年7月1日現在の情報をもとにしています。施設や学部、学科の名称や課程は変更されたり、募集が行われなくなったりする場合があります。詳しくは各施設へお問い合わせください。なお、地域は地方厚生局の管轄区域をもとに区分しています。

※准看護師を対象とした2年課程の養成校は除いています。

※統合カリキュラムで、看護師国家試験受験資格と保健師または助産師国家試験受験資格を、同時に取得できる大学や専門学校もあります（統合カリキュラムに対応した学部名や学科名は、一覧には入っていません）。

●4年制大学

■北海道・東北

名称	所在地	電話番号
北海道大学　医学部保健学科看護学専攻	北海道札幌市北区北12条西5丁目	011-716-2111
旭川医科大学　医学部看護学科	北海道旭川市緑が丘東2条1丁目1-1	0166-65-2111
札幌医科大学　保健医療学部看護学科	北海道札幌市中央区南1条西17丁目	011-611-2111
札幌市立大学　看護学部看護学科	北海道札幌市中央区北11条西13丁目	011-726-2500
名寄市立大学　保健福祉学部看護学科	北海道名寄市西4条北8丁目1	01654-2-4194
旭川大学　保健福祉学部保健看護学科	北海道旭川市永山3条23丁目1-9	0166-48-3121
札幌保健医療大学　看護学部看護学科	北海道札幌市東区中沼西4条2丁目1-15	011-792-3350
天使大学　看護栄養学部看護学科	北海道札幌市東区北13条東3丁目1-30	011-741-1051
日本医療大学　保健医療学部看護学科	北海道札幌市清田区真栄434-1 アンデルセン福祉村	011-885-7711
日本赤十字北海道看護大学　看護学部看護学科	北海道北見市曙町664-1	0157-66-3311
北海道医療大学　看護福祉学部看護学科	北海道石狩郡当別町金沢1757	0133-23-1211
北海道科学大学　保健医療学部看護学科	北海道札幌市手稲区前田7条15丁目4-1	011-681-2161
北海道文教大学　人間科学部看護学科	北海道恵庭市黄金中央5-196-1	0123-34-0019
弘前大学　医学部保健学科看護学専攻	青森県弘前市本町66-1	0172-33-5111
青森県立保健大学　健康科学部看護学科	青森県青森市大字浜館字間瀬58-1	017-765-2000
青森中央学院大学　看護学部看護学科	青森県青森市大字横内字神田12-1	017-728-0121
弘前医療福祉大学　保健学部看護学科	青森県弘前市大字小比内3-18-1	0172-27-1001
弘前学院大学　看護学部看護学科	青森県弘前市稔町13-1	0172-34-5211
岩手県立大学　看護学部看護学科	岩手県滝沢市巣子152-52	019-694-2200
東北大学　医学部保健学科看護学専攻	宮城県仙台市青葉区星陵町2-1	022-717-7905
宮城大学　看護学部看護学科	宮城県黒川郡大和町学苑1-1	022-377-8205
東北福祉大学　健康科学部保健看護学科	宮城県仙台市青葉区国見1-8-1	022-233-3111
東北文化学園大学　医療福祉学部看護学科	宮城県仙台市青葉区国見6-45-1	022-233-3310
秋田大学　医学部保健学科看護学専攻	秋田県秋田市本道一丁目1-1	018-884-6504
秋田看護福祉大学　看護福祉学部看護学科	秋田県大館市清水2-3-4	0186-45-1717
日本赤十字秋田看護大学　看護学部看護学科	秋田県秋田市上北手猿田字苗代沢17-3	018-829-4000
山形大学　医学部看護学科	山形県山形市飯田西2-2-2	023-628-4006
山形県立保健医療大学 保健医療学部看護学科	山形県山形市上柳260	023-686-6611
福島県立医科大学　看護学部看護学科	福島県福島市光が丘1	024-547-1111

付録3 ●看護師の養成校一覧

■関東・信越

名称	所在地	電話番号
筑波大学　医学群看護学類	茨城県つくば市天王台1-1-1	029-853-2111
茨城県立医療大学　保健医療学部看護学科	茨城県稲敷郡阿見町大字阿見4669-2	029-888-4000
茨城キリスト教大学　看護学部看護学科	茨城県日立市大みか町6-11-1	0294-52-3215
つくば国際大学　医療保健学部看護学科	茨城県土浦市真鍋6-8-33	029-826-6622
足利工業大学　看護学部看護学科	栃木県足利市大前町268-1	0284-62-0605
国際医療福祉大学　保健医療学部看護学科	栃木県大田原市北金丸2600-1	0287-24-3000
自治医科大学　看護学部看護学科	栃木県下野市薬師寺3311-159	0285-58-7409
獨協医科大学　看護学部看護学科	栃木県下都賀郡壬生町北小林880	0282-86-1111
群馬大学　医学部保健学科看護学専攻	群馬県前橋市昭和町3-39-22	027-220-7111
群馬県立県民健康科学大学 看護学部看護学科	群馬県前橋市上沖町323-1	027-235-1211
桐生大学　医療保健学部看護学科	群馬県みどり市笠懸町阿左美606-7	0277-76-2400
群馬医療福祉大学　看護学部看護学科	群馬県藤岡市藤岡787-2	0274-24-2941
群馬パース大学　保健科学部看護学科	群馬県高崎市問屋町1-7-1	027-365-3366
上武大学　看護学部看護学科	群馬県高崎市新町270-1	0274-20-2115
高崎健康福祉大学　保健医療学部看護学科	群馬県高崎市中大類町501	027-352-1291
埼玉県立大学　保健医療福祉学部看護学科	埼玉県越谷市三野宮820	048-971-0500
埼玉医科大学　保健医療学部看護学科	埼玉県日高市山根1397-1	042-984-4801
西武文理大学　看護学部看護学科	埼玉県狭山市柏原新田311-1	04-2954-7575
東京家政大学　看護学部看護学科	埼玉県狭山市稲荷山2-15-1	04-2952-1621
東都医療大学　ヒューマンケア学部看護学科	埼玉県深谷市上柴町西4-2-11	048-574-2500
日本医療科学大学　保健医療学部看護学科	埼玉県入間郡毛呂山町下川原1276	049-294-9000
日本保健医療大学　保健医療学部看護学科	埼玉県幸手市幸手1961-2	0480-40-4848
人間総合科学大学 保健医療学部看護学科	埼玉県さいたま市岩槻区太田字 新正寺曲輪354-3	048-758-7111
目白大学　看護学部看護学科	埼玉県さいたま市岩槻区浮谷320	048-797-2111
千葉大学　看護学部看護学科	千葉県千葉市中央区亥鼻1-8-1	043-226-2377
千葉県立保健医療大学　健康科学部看護学科	千葉県千葉市美浜区若葉2-10-1	043-296-2000
亀田医療大学　看護学部看護学科	千葉県鴨川市横渚462	04-7099-1211
三育学院大学　看護学部看護学科	千葉県夷隅郡大多喜町久我原1500	0470-84-0111
淑徳大学　看護栄養学部看護学科	千葉県千葉市中央区仁戸名町673	043-305-1881
順天堂大学　医療看護学部看護学科	千葉県浦安市高洲2-5-1	047-355-3111
聖徳大学　看護学部看護学科	千葉県松戸市岩瀬550	047-365-1111
城西国際大学　看護学部看護学科	千葉県東金市求名1	0475-55-8800
千葉科学大学　看護学部看護学科	千葉県銚子市潮見町3	0479-30-4500
帝京平成大学　地域医療学部看護学科	千葉県市原市うるいど南4-1	0436-74-5511
了徳寺大学　健康科学部看護学科	千葉県浦安市明海5-8-1	047-382-2111
東京大学　医学部健康総合科学科	東京都文京区本郷7-3-1	03-5841-3303
東京医科歯科大学 医学部保健衛生学科看護学専攻	東京都文京区湯島1-5-45	03-3813-6111
国立看護大学校　看護学部看護学科 ※厳密には文部科学省所管の大学では ありませんが、大学に準じた学校です。	東京都清瀬市梅園1-2-1	042-495-2211
首都大学東京　健康福祉学部看護学科	東京都荒川区東尾久7-2-10	03-3819-1211

付　録　各種施設の一覧

共立女子大学　看護学部看護学科	東京都千代田区一ツ橋2-2-1	03-3237-2536
杏林大学　保健学部看護学科看護学専攻	東京都三鷹市新川6-20-2	0422-47-5511
杏林大学 保健学部看護学科看護養護教育学専攻	東京都八王子市宮下町476	042-691-0011
上智大学　総合人間科学部看護学科	東京都千代田区紀尾井町7-1	03-3238-3167
聖路加看護大学　看護学部看護学科	東京都中央区明石町10-1	03-3543-6391
創価大学　看護学部看護学科	東京都八王子市丹木町1-236	042-691-2211
帝京大学　医療技術学部看護学科	東京都板橋区加賀2-11-1	03-3964-1211
帝京科学大学　医療科学部看護学科	東京都足立区千住桜木2-2-1	03-6910-1010
帝京平成大学　ヒューマンケア学部看護学科	東京都中野区中野4-21-2	03-5860-4711
東京有明医療大学　看護学部看護学科	東京都江東区有明2-9-1	03-6703-7000
東京医科大学　医学部看護学科	東京都新宿区新宿6-1-1	03-3351-6141
東京医療保健大学　医療保健学部看護学科	東京都品川区東五反田4-1-17	03-5421-7655
東京医療保健大学 東が丘・立川看護学部看護学科	東京都目黒区東が丘2-5-1	03-5779-5031
東京工科大学　医療保健学部看護学科	東京都大田区西蒲田5-23-22	03-6424-2111
東京慈恵会医科大学　医学部看護学科	東京都調布市国領町8-3-1	03-3480-1151
東京女子医科大学　看護学部看護学科	東京都新宿区河田町8-1	03-3353-8111
東邦大学　看護学部看護学科	東京都大田区大森西5-21-16	03-3762-4151
日本赤十字看護大学　看護学部看護学科	東京都渋谷区広尾4-1-3	03-3409-0875
文京学院大学　保健医療技術学部看護学科	東京都文京区向丘1-19-1	03-3814-1661
武蔵野大学　看護学部看護学科	東京都西東京市新町1-1-20	042-468-3350
神奈川県立保健福祉大学 保健福祉学部看護学科	神奈川県横須賀市平成町1-10-1	046-828-2500
横浜市立大学　医学部看護学科	神奈川県横浜市金沢区福浦3-9	045-787-2538
関東学院大学　看護学部看護学科	神奈川県横浜市金沢区六浦東1-50-1	045-786-5653
北里大学　看護学部看護学科	神奈川県相模原市南区北里1-15-1	042-778-8111
慶應義塾大学　看護医療学部看護学科	神奈川県藤沢市遠藤4411	0466-49-6200
国際医療福祉大学 小田原保健医療学部看護学科	神奈川県小田原市城山1-2-25	0465-21-6500
昭和大学　保健医療学部看護学科	神奈川県横浜市緑区十日市場町1865	045-985-6500
東海大学　健康科学部看護学科	神奈川県伊勢原市下糟屋143	0463-93-1121
横浜創英大学　看護学部看護学科	神奈川県横浜市緑区三保町1	045-922-5641
新潟大学　医学部保健学科看護学専攻	新潟県新潟市中央区旭町通2番町746	025-223-6161
新潟県立看護大学　看護学部看護学科	新潟県上越市新南町240	025-526-2811
新潟医療福祉大学　健康科学部看護学科	新潟県新潟市北区島見町1398	025-257-4455
新潟青陵大学　看護福祉心理学部看護学科	新潟県新潟市中央区水道町1-5939	025-266-0127
山梨大学　医学部看護学科	山梨県中央市下河東1110	055-273-1111
山梨県立大学　看護学部看護学科	山梨県甲府市池田1-6-1	055-253-7780
信州大学　医学部保健学科看護学専攻	長野県松本市旭3-1-1	0263-37-2576
長野県看護大学　看護学部看護学科	長野県駒ケ根市赤穂1694	0265-81-5100
佐久大学　看護学部看護学科	長野県佐久市岩村田2384	0267-68-6680

付録3 ●看護師の養成校一覧

■東海・北陸

名称	所在地	電話番号
富山大学　医学部看護学科	富山県富山市杉谷2630	076-434-2281
金沢大学　医薬保健学域保健学類看護学専攻	石川県金沢市小立野5-11-80	076-265-2500
石川県立看護大学　看護学部看護学科	石川県かほく市学園台1-1	076-281-8300
金沢医科大学　看護学部看護学科	石川県河北郡内灘町大学1-1	076-286-2211
福井大学　医学部看護学科	福井県吉田郡永平寺町松岡下合月23-3	0776-61-3111
福井県立大学　看護福祉学部看護学科	福井県吉田郡永平寺町松岡兼定島4-1-1	0776-61-6000
敦賀市立看護大学　看護学部看護学科	福井県敦賀市木崎78-2-1	0770-20-5500
岐阜大学　医学部看護学科	岐阜県岐阜市柳戸1-1	058-230-6000
岐阜県立看護大学　看護学部看護学科	岐阜県羽島市江吉良町3047-1	058-397-2300
朝日大学　保健医療学部看護学科	岐阜県瑞穂市穂積1851	058-329-1111
岐阜医療科学大学　保健科学部看護学科	岐阜県関市平賀字長峰795-1	0575-22-9401
中京学院大学　看護学部看護学科	岐阜県瑞浪市土岐町2216	0572-68-4555
浜松医科大学　医学部看護学科	静岡県浜松市東区半田山1-20-1	053-435-2111
静岡県立大学　看護学部看護学科	静岡県静岡市駿河区谷田52-1	054-264-5102
順天堂大学　保健看護学部看護学科	静岡県三島市大宮町3-7-33	055-991-3111
聖隷クリストファー大学 看護学部看護学科	静岡県浜松市北区三方原町3453	053-439-1400
常葉大学　健康科学部看護学科	静岡県静岡市葵区水落町1-30	054-297-3200
名古屋大学　医学部保健学科看護学専攻	愛知県名古屋市東区大幸南1-1-20	052-719-1504
愛知県立大学　看護学部看護学科	愛知県名古屋市守山区上志段味東谷	052-778-7100
名古屋市立大学　看護学部看護学科	愛知県名古屋市瑞穂区瑞穂町字川澄1	052-853-8037
愛知医科大学　看護学部看護学科	愛知県長久手市岩作雁又1-1	0561-62-3311
椙山女学園大学　看護学部看護学科	愛知県名古屋市千種区星が丘元町17-3	052-781-1186
中部大学　生命健康科学部保健看護学科	愛知県春日井市松本町1200	0568-51-1111
豊橋創造大学　保健医療学部看護学科	愛知県豊橋市牛川町字松下20-1	050-2017-2101
日本赤十字豊田看護大学 看護学部看護学科	愛知県豊田市白山町七曲12-33	0565-36-5111
藤田保健衛生大学　医療科学部看護学科	愛知県豊明市沓掛町田楽ケ窪1-98	0562-93-2504
三重大学　医学部看護学科	三重県津市江戸橋2-174	059-232-1111
三重県立看護大学　看護学部看護学科	三重県津市夢が丘1-1-1	059-233-5600
鈴鹿医療科学大学　看護学部看護学科	三重県鈴鹿市南玉垣町3500-3	059-340-0550
四日市看護医療大学　看護学部看護学科	三重県四日市市萱生町1200	059-340-0700

■近畿

名称	所在地	電話番号
滋賀医科大学　医学部看護学科	滋賀県大津市瀬田月輪町	077-548-2111
滋賀県立大学　人間看護学部人間看護学科	滋賀県彦根市八坂町2500	0749-28-8200
聖泉大学　看護学部看護学科	滋賀県彦根市肥田町720	0749-43-3600
京都大学 医学部人間健康科学科看護学専攻	京都府京都市左京区聖護院川原町53	075-751-3906
京都府立医科大学　医学部看護学科	京都府京都市上京区清和院口寺町東入中御霊町410	075-251-5111
京都看護大学　看護学部看護学科	京都府京都市中京区壬生東高田町1-21	075-311-0123
京都光華女子大学　健康科学部看護学科	京都府京都市右京区西京極葛野町38	075-366-2649

付　録　各種施設の一覧

名称	所在地	電話番号
京都橘大学　看護学部看護学科	京都府京都市山科区大宅山田町34	075-571-1111
佛教大学　保健医療技術学部看護学科	京都府京都市北区紫野北花ノ坊町96	075-491-2141
明治国際医療大学　看護学部看護学科	京都府南丹市日吉町保野田ヒノ谷6-1	0771-72-1181
大阪大学　医学部保健学科看護学専攻	大阪府吹田市山田丘1-7	06-6879-5111
大阪府立大学　地域保健学域看護学類	大阪府羽曳野市はびきの3-7-30	072-950-2111
大阪市立大学　医学部看護学科	大阪府大阪市阿倍野区旭町1-5-17	06-6645-3511
藍野大学　医療保健学部看護学科	大阪府茨木市東太田4-5-4	072-627-1711
大阪医科大学　看護学部看護学科	大阪府高槻市八丁西町7-6	072-683-1221
関西医療大学　保健看護学部保健看護学科	大阪府泉南郡熊取町若葉2-11-1	072-453-8251
摂南大学　看護学部看護学科	大阪府枚方市長尾峠町45-1	072-800-1170
千里金蘭大学　看護学部看護学科	大阪府吹田市藤白台5-25-1	06-6872-0673
太成学院大学　看護学部看護学科	大阪府堺市美原区平尾1060-1	072-362-3731
宝塚大学　看護学部看護学科	大阪府大阪市北区芝田1-13-16	06-6376-0853
梅花女子大学　看護学部看護学科	大阪府茨木市宿久庄2-19-5	072-643-6221
森ノ宮医療大学　保健医療学部看護学科	大阪府大阪市住之江区南港北1-26-16	06-6616-6911
大和大学　保健医療学部看護学科	大阪府吹田市片山町2-5-1	06-6385-8010
神戸大学　医学部保健学科看護学専攻	兵庫県神戸市須磨区友が丘7-10-2	078-792-2555
兵庫県立大学　看護学部看護学科	兵庫県明石市北王子町13-71	078-925-9404
神戸市看護大学　看護学部看護学科	兵庫県神戸市西区学園西町3-4	078-794-8080
関西看護医療大学　看護学部看護学科	兵庫県淡路市志筑1456-4	0799-60-1200
関西国際大学　保健医療学部看護学科	兵庫県三木市志染町青山1-18	0794-85-2288
関西福祉大学　看護学部看護学科	兵庫県赤穂市新田380-3	0791-46-2525
近大姫路大学　看護学部看護学科	兵庫県姫路市大塩町2042-2	079-247-7301
甲南女子大学 看護リハビリテーション学部看護学科	兵庫県神戸市東灘区森北町6-2-23	078-413-3722
神戸常盤大学　保健科学部看護学科	兵庫県神戸市長田区大谷町2-6-2	078-611-1821
園田学園女子大学 人間健康学部人間看護学科	兵庫県尼崎市南塚口町7-29-1	06-6429-1201
兵庫大学　健康科学部看護学科	兵庫県加古川市平岡町新在家2301	079-427-5111
兵庫医療大学　看護学部看護学科	兵庫県神戸市中央区港島1-3-6	078-304-3000
奈良県立医科大学　医学部看護学科	奈良県橿原市四条町840	0744-22-3051
畿央大学　健康科学部看護医療学科	奈良県北葛城郡広陵町馬見中4-2-2	0745-54-1601
天理医療大学　医療学部看護学科	奈良県天理市別所町80-1	0743-63-7811
奈良学園大学　保健医療学部看護学科	奈良県奈良市中登美ヶ丘3-15-11	0742-95-9800
和歌山県立医科大学 保健看護学部保健看護学科	和歌山県和歌山市三葛580	073-446-6700

■中国・四国

名称	所在地	電話番号
鳥取大学　医学部保健学科看護学専攻	鳥取県米子市西町86	0859-38-7027
島根大学　医学部看護学科	島根県出雲市塩冶町89-1	0853-23-2111
島根県立大学　看護学部看護学科	島根県出雲市西林木町151	0853-20-0200
岡山大学　医学部保健学科看護学専攻	岡山県岡山市北区鹿田町2-5-1	086-223-7151
岡山県立大学　保健福祉学部看護学科	岡山県総社市窪木111	0866-94-2111
新見公立大学　看護学部看護学科	岡山県新見市西方1263-2	0867-72-0634

付録3 ●看護師の養成校一覧

名称	所在地	電話番号
川崎医療福祉大学　医療福祉学部保健看護学科	岡山県倉敷市松島288	086-462-1111
吉備国際大学　保健医療福祉学部看護学科	岡山県高梁市伊賀町8	0866-22-9454
山陽学園大学　看護学部看護学科	岡山県岡山市中区平井1-14-1	086-272-6254
広島大学　医学部保健学科看護学専攻	広島県広島市南区霞1-2-3	082-257-5555
県立広島大学　保健福祉学部看護学科	広島県三原市学園町1-1	0848-60-1120
日本赤十字広島看護大学　看護学部看護学科	広島県廿日市市阿品台東1-2	0829-20-2800
広島国際大学　看護学部看護学科	広島県呉市広古新開5-1-1	0823-73-8987
広島都市学園大学　健康科学部看護学科	広島県広島市南区宇品西5-13-18	082-250-1133
広島文化学園大学　看護学部看護学科	広島県呉市阿賀南2-10-3	0823-74-6000
福山平成大学　看護学部看護学科	広島県福山市御幸町上岩成正戸117-1	084-972-5001
安田女子大学　看護学部看護学科	広島県広島市安佐南区安東6-13-1	082-878-8111
山口大学　医学部保健学科看護学専攻	山口県宇部市南小串1-1-1	0836-22-2111
山口県立大学　看護栄養学部看護学科	山口県山口市桜畠3-2-1	083-928-0211
宇部フロンティア大学　人間健康学部看護学科	山口県宇部市文京台2-1-1	0836-38-0500
徳島大学　医学部保健学科看護学専攻	徳島県徳島市蔵本町3-18-15	088-633-9116
四国大学　看護学部看護学科	徳島県徳島市応神町古川字夷子野123-1	088-665-1300
徳島文理大学　保健福祉学部看護学科	徳島県徳島市山城町東浜傍示180	088-602-8000
香川大学　医学部看護学科	香川県木田郡三木町大字池戸1750-1	087-898-5111
香川県立保健医療大学　保健医療学部看護学科	香川県高松市牟礼町原281-1	087-870-1212
愛媛大学　医学部看護学科	愛媛県東温市志津川	089-964-5111
愛媛県立医療技術大学　保健科学部看護学科	愛媛県伊予郡砥部町高尾田543	089-958-2111
高知大学　医学部看護学科	高知県南国市岡豊町小蓮	088-866-5811
高知県立大学　看護学部看護学科	高知県高知市池2751-1	088-847-8700

■ 九州・沖縄

名称	所在地	電話番号
九州大学　医学部保健学科看護学専攻	福岡県福岡市東区馬出3-1-1	092-641-1151
福岡県立大学　看護学部	福岡県田川市大字伊田4395	0947-42-2118
久留米大学　医学部看護学科	福岡県久留米市東櫛原町777-1	0942-31-7714
国際医療福祉大学　福岡看護学部看護学科	福岡県福岡市早良区百道浜1-7-4	092-407-0805
産業医科大学　産業保健学部看護学科	福岡県北九州市八幡西区医生ケ丘1-1	093-603-1611
純真学園大学　保健医療学部看護学科	福岡県福岡市南区筑紫丘1-1-1	092-554-1255
西南女学院大学　保健福祉学部看護学科	福岡県北九州市小倉北区井堀1-3-5	093-583-5130
聖マリア学院大学　看護学部看護学科	福岡県久留米市津福本町422	0942-35-7271
帝京大学　福岡医療技術学部看護学科	福岡県大牟田市岬町6-22	0944-57-8333
日本赤十字九州国際看護大学　看護学部看護学科	福岡県宗像市アスティ1-1	0940-35-7001
福岡大学　医学部看護学科	福岡県福岡市城南区七隈8-19-1	092-871-6631
福岡女学院看護大学　看護学部看護学科	福岡県古賀市千鳥1-1-7	092-943-4174
佐賀大学　医学部看護学科	佐賀県佐賀市鍋島5-1-1	0952-31-6511
長崎大学　医学部保健学科看護学専攻	長崎県長崎市坂本1-7-1	095-819-7900
長崎県立大学　看護栄養学部看護学科	長崎県西彼杵郡長与町まなび野1-1-1	095-813-5500

名称	所在地	電話番号
活水女子大学　看護学部看護学科	長崎県大村市久原2-1246-3	0957-27-3005
熊本大学　医学部保健学科看護学専攻	熊本県熊本市中央区九品寺4-24-1	096-344-2111
九州看護福祉大学　看護福祉学部看護学科	熊本県玉名市富尾888	0968-75-1800
熊本保健科学大学　保健科学部看護学科	熊本県熊本市北区和泉町325	096-275-2111
大分大学　医学部看護学科	大分県由布市挾間町医大ヶ丘1-1	097-549-4411
大分県立看護科学大学　看護学部看護学科	大分県大分市大字廻栖野2944-9	097-586-4300
宮崎大学　医学部看護学科	宮崎県宮崎市清武町木原5200	0985-85-1510
宮崎県立看護大学　看護学部看護学科	宮崎県宮崎市まなび野3-5-1	0985-59-7700
鹿児島大学　医学部保健学科看護学専攻	鹿児島県鹿児島市桜ヶ丘8-35-1	099-275-5111
鹿児島純心女子大学　看護栄養学部看護学科	鹿児島県薩摩川内市天辰町2365	0996-23-5311
琉球大学　医学部保健学科看護コース	沖縄県中頭郡西原町字上原207	098-895-3331
沖縄県立看護大学　看護学部看護学科	沖縄県那覇市与儀1-24-1	098-833-8800
名桜大学　人間健康学部看護学科	沖縄県名護市字為又1220-1	0980-51-1100

●3年制短期大学

■北海道・東北

名称	所在地	電話番号
青森中央短期大学　看護学科	青森県青森市大字横内字神田12-1	017-728-0121
八戸学院短期大学　看護学科	青森県八戸市美保野13-384	0178-25-4411
岩手看護短期大学　看護学科	岩手県滝沢市大釜千が窪14-1	019-687-3864
仙台青葉学院短期大学　看護学科	宮城県仙台市若林区五橋3-5-75	022-217-8885

■関東・信越

名称	所在地	電話番号
埼玉医科大学短期大学　看護学科	埼玉県入間郡毛呂山町毛呂本郷38	049-276-1509
川崎市立看護短期大学　看護学科	神奈川県川崎市幸区小倉4-30-1	044-587-3500
東海大学医療技術短期大学　看護学科	神奈川県平塚市北金目4-1-2	0463-58-1211
神奈川歯科大学短期大学部　看護学科	神奈川県横須賀市稲岡町82	046-822-8781
飯田女子短期大学　看護学科	長野県飯田市松尾代田610	0265-22-4460
松本短期大学　看護学科	長野県松本市笹賀3118	0263-58-4417

■東海・北陸

名称	所在地	電話番号
富山福祉短期大学　看護学科	富山県射水市三ケ579	0766-55-5567
大垣女子短期大学　看護学科	岐阜県大垣市西之川町1-109	0584-81-6811
岐阜保健短期大学　看護学科	岐阜県岐阜市東鶉2-92	058-274-5001
平成医療短期大学　看護学科	岐阜県岐阜市黒野180	058-234-3324
静岡県立大学短期大学部　看護学科	静岡県静岡市駿河区小鹿2-2-1	054-202-2600
愛知きわみ看護短期大学　看護学科	愛知県一宮市常願通5-4-1	0586-28-8110

■近畿

名称	所在地	電話番号
福井医療短期大学　看護学科	福井県福井市江上町55字鳥町13-1	0776-59-2200
藍野大学短期大学部　第二看護学科	大阪府富田林市青葉丘11-1	072-366-1106
大阪信愛女学院短期大学　看護学科	大阪府大阪市鶴見区鶴見6-2-28	06-6180-1041
白鳳女子短期大学　総合人間学科看護学専攻	奈良県北葛城郡王寺町葛下1-7-17	0745-32-7890

付録3 ●看護師の養成校一覧

■中国・四国

名称	所在地	電話番号
川崎医療短期大学　看護科	岡山県倉敷市松島316	086-464-1032
高知学園短期大学　看護学科	高知県高知市旭天神町292-26	088-840-1121

●専門学校

※基本的には全日制の3年制です。全日制でより充実したカリキュラムなどを実施する4年制の学校（◎）、保健師との統合カリキュラムで4年制の学校（◆）、昼間定時制で3年課程を4年で修業する学校（★）もあります。

■北海道・東北

名称	所在地	電話番号
ＪＡ北海道厚生連 旭川厚生看護専門学校	北海道旭川市東旭川町下兵村297	0166-36-8071
岩見沢市立高等看護学院	北海道岩見沢市8条9丁目34	0126-24-3707
浦河赤十字看護専門学校	北海道浦河郡浦河町東町ちのみ1-3-39	0146-22-1311
王子総合病院附属看護専門学校	北海道苫小牧市表町4-2-51	0144-32-8909
帯広高等看護学院　看護学科	北海道帯広市西11条南39丁目1-3	0155-47-8881
勤医協札幌看護専門学校　看護学科	北海道札幌市東区伏古11条1丁目1-15	011-783-8557
釧路市医師会看護専門学校　看護学科	北海道釧路市弥生1-4-12	0154-44-7766
釧路市立高等看護学院	北海道釧路市春湖台1-18	0154-42-1302
国立病院機構 北海道医療センター附属札幌看護学校	北海道札幌市西区山の手4条6丁目2	011-611-8170
駒沢看護保育福祉専門学校　看護第一科	北海道岩見沢市9条5条3丁目1-15	0126-25-4487
市立小樽病院高等看護学院	北海道小樽市東雲町9-12	0134-23-8224
市立函館病院高等看護学院	北海道函館市港町1-5-15	0138-43-2285
市立室蘭看護専門学院　看護学科	北海道室蘭市高砂町3-11-1	0143-47-8041
砂川市立病院附属看護専門学校	北海道砂川市西4条北1丁目1-5	0125-52-6171
滝川市立高等看護学院	北海道滝川市新町2-8-10	0125-24-7027
伊達赤十字看護専門学校	北海道伊達市末永町81-12	0142-23-2350
独立行政法人労働者健康福祉機構 釧路労災看護専門学校	北海道釧路市中園町13-38	0154-25-9817
苫小牧看護専門学校　看護学科	北海道苫小牧市住吉町2-10-6	0144-38-5000
中村記念病院附属看護学校	北海道札幌市南区石山2条9丁目7-1	011-592-4551
日鋼記念看護学校	北海道室蘭市新富町1-5-13	0143-24-1414
函館看護専門学校　看護科	北海道函館市柏木町1-60	0138-53-0028
函館厚生院看護専門学校	北海道函館市本町33-2	0138-52-6335
深川市立高等看護学院	北海道深川市5条6-2	0164-22-8858
富良野看護専門学校　看護学科	北海道富良野市弥生町5-1	0167-22-5510
北都保健福祉専門学校　看護学科	北海道旭川市緑が丘東1条2丁目1-28	0166-66-2500
北海道医薬専門学校　看護学科	北海道札幌市北区北24条西6丁目	011-716-1950
北海道看護専門学校　看護学科	北海道札幌市中央区南2条西11丁目328-7	011-200-7100
北海道社会事業協会帯広看護専門学校	北海道帯広市東5条南13丁目1	0155-22-6609
北海道ハイテクノロジー専門学校 看護学科	北海道恵庭市恵み野北2-12-1	0123-39-6666
北海道立旭川高等看護学院　看護学科	北海道旭川市緑が丘東3条1丁目1-2	0166-65-7101
北海道立江差高等看護学院　看護学科	北海道檜山郡江差町字伏木戸町483	0139-52-1417

学校名	住所	電話番号
北海道立紋別高等看護学院　看護学科	北海道紋別市緑町5-6-7	0158-24-4185
独立行政法人国立病院機構 弘前病院附属看護学校	青森県弘前市大字富野町1	0172-32-4311
八戸看護専門学校　看護専門課程	青森県八戸市河原木字北沼22-41	0178-28-4002
岩手看護専門学校　本科	岩手県盛岡市長田町24-7	019-654-2868
岩手県立一関高等看護学院	岩手県一関市狐禅寺字大平15-10	0191-23-5116
岩手県立二戸高等看護学院	岩手県二戸市堀野字大川原毛50-3	0195-25-5141
岩手県立宮古高等看護学院	岩手県宮古市崎鍬ケ崎4-1-13	0193-62-5022
花巻高等看護専門学校	岩手県花巻市花城町4-28	0198-22-4133
水沢学苑看護専門学校	岩手県奥州市水沢区字多賀21-2	0197-25-6231
石巻赤十字看護専門学校	宮城県石巻市蛇田字西道下71	0225-92-6806
気仙沼市立病院附属看護専門学校	宮城県気仙沼市田中184	0226-23-9210
仙台徳洲看護専門学校	宮城県仙台市太白区茂庭台1-3-4	022-281-3110
独立行政法人国立病院機構 仙台医療センター附属仙台看護助産学校	宮城県仙台市宮城野区宮城野2-8-8	022-293-1312
独立行政法人労働者健康福祉機構 東北労災看護専門学校	宮城県仙台市青葉区台原4-6-10	022-233-0617
秋田市医師会立秋田看護学校　看護学科	秋田県秋田市八橋南1-8-11	018-864-8804
秋田県立衛生看護学院　看護科	秋田県横手市前郷二番町10-2	0182-23-5011
秋田しらかみ看護学院	秋田県能代市落合字下悪土120	0185-89-1900
中通高等看護学院	秋田県秋田市楢山登町3-18	018-832-6019
由利本荘看護学校	秋田県由利本荘市水林457-7	0184-22-6031
医療法人横山厚生会 山形厚生看護学校　看護学科	山形県山形市蔵王半郷字八森959	023-688-6258
酒田市立酒田看護専門学校	山形県酒田市中町3-7-16	0234-24-2260
三友堂看護専門学校	山形県米沢市中央7-5-3-1	0238-23-6470
鶴岡市立荘内看護専門学校	山形県鶴岡市馬場町2-1	0235-22-1919
独立行政法人国立病院機構 山形病院附属看護学校	山形県山形市行才126-2	023-681-2301
山形市立病院済生館高等看護学院	山形県山形市七日町1-3-26	023-634-7125
JA福島厚生連 白河厚生総合病院付属 高等看護学院	福島県白河市豊地上弥次郎2?1	0248-23-4081
磐城共立高等看護学院	福島県いわき市内郷御厩町3-91	0246-27-1200
太田看護専門学校	福島県郡山市緑町26-14	024-925-6688
大原看護専門学校	福島県福島市鎌田字原際7-3	024-553-9964
公立岩瀬病院附属高等看護学院	福島県須賀川市北町20	0248-75-3237
国際メディカルテクノロジー専門学校 看護学科 ◎	福島県郡山市方八町 2-4-10	024-973-5061
仁愛看護福祉専門学校　看護科	福島県会津若松市鶴賀町1-6	0242-24-9633
相馬看護専門学校	福島県相馬市石上字南蛯沢344	0244-37-8118
竹田看護専門学校	福島県会津若松市本町2-58	0242-29-3712
独立行政法人国立病院機構 福島病院附属看護学校	福島県須賀川市芦田塚13	0248-75-2285
福島看護専門学校	福島県福島市栄町1-37	024-525-8770
松村看護専門学校	福島県いわき市平字小太郎町1-8	0246-22-9916

付録3 ●看護師の養成校一覧

■関東・信越

名称	所在地	電話番号
アール医療福祉専門学校　看護学科	茨城県土浦市湖北2-10-35	029-835-8787
茨城北西看護専門学校	茨城県常陸大宮市下村田2304-4	0295-54-1422
茨城県きぬ看護専門学校	茨城県常総市水海道橋本町3173-15	0297-22-1960
茨城県結城看護専門学校	茨城県結城市大字結城1211-7	0296-33-1922
茨城県立中央看護専門学校	茨城県笠間市鯉渕6528	0296-77-0533
茨城県立つくば看護専門学校	茨城県つくば市天久保1-1-2	029-852-3515
医療専門学校　水戸メディカルカレッジ	茨城県水戸市東原3-2-5	029-303-7033
晃陽看護栄養専門学校　看護学科	茨城県古河市東1-5-26	0280-31-7888
筑波学園看護専門学校	茨城県つくば市上横場2573-201	029-836-5285
土浦看護専門学校　3年課程	茨城県土浦市滝田1-7-3	029-835-3001
土浦協同病院附属看護専門学校	茨城県石岡市三村2440-27	0299-59-6061
東京医科大学霞ケ浦看護専門学校　看護専門課程看護科	茨城県稲敷郡阿見町中央3-18-3	029-887-6141
独立行政法人国立病院機構　水戸医療センター附属桜の郷看護学校	茨城県東茨城郡茨城町桜の郷280	029-240-7171
白十字看護専門学校	茨城県神栖市賀2149-5	0299-92-3891
水戸看護福祉専門学校　看護学科	茨城県水戸市浜田2-11-1	029-221-8800
宮本看護専門学校	茨城県稲敷市幸田924-3	0299-79-3010
国際医療福祉大学塩谷看護専門学校	栃木県矢板市富田77-6	0287-44-2322
国際ティビィシィ看護専門学校　看護学科	栃木県宇都宮市南大通り2-1-2	028-639-9112
済生会宇都宮病院看護専門学校	栃木県宇都宮市竹林町945-1	028-626-5533
独立行政法人国立病院機構　栃木医療センター附属看護学校	栃木県宇都宮市中戸祭1-10-37	028-621-4398
栃木県県南高等看護専門学院　看護学科本科	栃木県栃木市大塚町1258-4	0282-27-7888
栃木県立衛生福祉大学校　看護学科本科	栃木県宇都宮市陽南4-2-1	028-658-8521
獨協医科大学附属看護専門学校　医療専門課程看護学科	栃木県下都賀郡壬生町北小林880	0282-87-2250
那須看護専門学校　看護学科	栃木県那須塩原市前弥六54-1	0287-67-1188
報徳看護専門学校	栃木県宇都宮市上横田町1302-12	028-688-4040
マロニエ医療福祉専門学校　看護学科	栃木県栃木市今泉町2-6-22	0282-28-0020
伊勢崎敬愛看護学院	群馬県伊勢崎市下植木町461-1	0270-26-0692
渋川看護専門学校	群馬県渋川市金井356	0279-20-1174
館林高等看護学院	群馬県館林市苗木町2497-1	0276-73-7175
独立行政法人国立病院機構　高崎総合医療センター附属高崎看護学校	群馬県高崎市高松町36	027-325-2664
東群馬看護専門学校	群馬県太田市高林北町2134	0276-38-6200
富士重工業健康保険組合　太田高等看護学院	群馬県太田市大島町461-1	0276-55-2450
前橋東看護学校	群馬県前橋市江木町1241	027-264-7070
上尾市医師会　上尾看護専門学校	埼玉県上尾市原市3494-4	048-722-1043
上尾中央看護専門学校　第一学科	埼玉県上尾市平塚字八ツ山848-1	048-771-8551
一般社団法人南埼玉郡市医師会　久喜看護専門学校	埼玉県久喜市本町5-10-12	0480-23-3131

付　録　各種施設の一覧

学校名	住所	電話番号
春日部市立看護専門学校	埼玉県春日部市粕壁6686	048-763-4311
学校法人明星学園 浦和学院専門学校 看護学科	埼玉県さいたま市桜区田島9-4-10	048-866-6600
川口市立看護専門学校　第1看護学科	埼玉県川口市新井宿802-3	048-287-2511
北里大学看護専門学校　看護学科	埼玉県北本市荒井6-102	048-593-6800
公益社団法人地域医療振興協会 さいたま看護専門学校	埼玉県さいたま市緑区三室1261-1	048-762-3700
済生会川口看護専門学校	埼玉県川口市西川口6-9-7	048-256-8501
埼玉医科大学附属総合医療センター看護専門学校	埼玉県川越市鴨田1940-1	049-228-3645
埼玉県立高等看護学院	埼玉県熊谷市板井1696	048-536-1916
さいたま市立高等看護学院	埼玉県さいたま市緑区大字三室2460	048-873-0281
さいたま赤十字看護専門学校	埼玉県さいたま市中央区上落合8-6-1	048-852-7927
坂戸鶴ヶ島医師会立看護専門学校	埼玉県坂戸市大字石井2326-16	049-289-6262
専門学校日本医科学大学校　看護師科	埼玉県越谷市七左町1-314-1	048-989-5101
秩父看護専門学校	埼玉県秩父市熊木町3-9	0494-25-4696
独立行政法人国立病院機構 西埼玉中央病院附属看護学校	埼玉県所沢市若狭2-1671	04-2948-1118
戸田中央看護専門学校	埼玉県戸田市本町1-8-16	048-441-4279
深谷大里看護専門学校　3年課程	埼玉県深谷市新戒749-1	048-587-1370
本庄児玉看護専門学校	埼玉県児玉郡上里町大字嘉美字立野南1600-51	0495-35-2077
毛呂病院看護専門学校　第一学科	埼玉県入間郡毛呂山町毛呂本郷38	049-276-2055
蕨戸田市医師会看護専門学校 看護学科 ◎ ※平成27年4月より4年制	埼玉県戸田市新曽1295-3	048-445-2620
旭中央病院附属看護専門学校	千葉県旭市イの1182	0479-63-8111
安房医療福祉専門学校　看護学科	千葉県館山市腰越801-1	0470-28-5100
亀田医療技術専門学校　看護学科	千葉県鴨川市東町1343-4	04-7099-1205
勤医会東葛看護専門学校　看護学科	千葉県流山市下花輪409	04-7158-9955
君津中央病院附属看護学校	千葉県木更津市桜井1010	0438-53-8767
国保松戸市立病院附属看護専門学校 看護科3年課程	千葉県松戸市上本郷4182	047-367-4444
山王看護専門学校	千葉県千葉市稲毛区山王町159-2	043-424-7877
慈恵柏看護専門学校	千葉県柏市柏下163-1	04-7167-9670
千葉県立鶴舞看護専門学校　看護学科	千葉県市原市鶴舞565	0436-88-3660
千葉県立野田看護専門学校　第一看護学科	千葉県野田市中根316-1	04-7121-0222
千葉市青葉看護専門学校　第一看護学科	千葉県千葉市中央区青葉町1273-5	043-202-2030
千葉中央看護専門学校	千葉県千葉市中央区南町1-5-18	043-268-1861
東邦大学佐倉看護専門学校	千葉県佐倉市下志津292-13	043-462-5820
独立行政法人国立病院機構 千葉医療センター附属千葉看護学校	千葉県千葉市中央区椿森4-2-1	043-251-6669
独立行政法人地域医療機能推進機構 船橋中央病院附属看護専門学校	千葉県船橋市海神町西1-1042-2	047-495-7711
独立行政法人労働者健康福祉機構 千葉労災看護専門学校	千葉県市原市辰巳台東2-13-2	0436-75-0542
日本医科大学看護専門学校	千葉県印西市鎌苅1955	0476-99-1331

付録3 ●看護師の養成校一覧

学校名	所在地	電話番号
船橋市立看護専門学校	千葉県船橋市金杉1-28-7	047-430-1115
JR東京総合病院高等看護学園	東京都渋谷区代々木2-1-3	03-3320-2346
板橋中央看護専門学校　第1学科	東京都板橋区小豆沢2-6-4	03-3967-0502
杏林大学医学部付属看護専門学校	東京都三鷹市新川6-17-3	0422-44-1863
佼成看護専門学校	東京都杉並区和田1-3-14	03-3384-6161
自衛隊中央病院高等看護学院	東京都世田谷区池尻1-2-24	03-3411-0151
慈恵看護専門学校	東京都港区西新橋3-25-8	03-3433-1111
慈恵第三看護専門学校	東京都狛江市和泉本町4-11-1	03-3480-1151
至誠会看護専門学校	東京都世田谷区上祖師谷5-23-1	03-6279-6601
首都医校 看護学科Ⅰ（8:50〜17:50）／ 看護学科Ⅱ（16:20〜21:10）	東京都新宿区西新宿1-7-3	03-3346-3000
昭和大学医学部附属看護専門学校	東京都品川区旗の台1-2-26	03-3784-8097
聖和看護専門学校	東京都足立区西新井5-42-7	03-3898-2159
帝京高等看護学院	東京都板橋区加賀2-17-10	03-3964-4107
東京警察病院看護専門学校	東京都中野区江古田3-14-18	03-5318-3525
東京女子医科大学看護専門学校	東京都荒川区西尾久2-2-1	03-3894-3371
東京都済生会看護専門学校	東京都葛飾区立石8-41-8	03-3691-4739
東京都立板橋看護専門学校	東京都板橋区栄町34-1	03-3943-7040
東京都立荏原看護専門学校	東京都大田区東雪谷4-5-28	03-3727-2961
東京都立青梅看護専門学校	東京都青梅市大門3-14-1	0428-31-9051
東京都立北多摩看護専門学校	東京都東大和市桜が丘3-44-10	042-567-0331
東京都立広尾看護専門学校	東京都渋谷区恵比寿2-34-10	03-3443-0642
東京都立府中看護専門学校	東京都府中市武蔵台2-27-1	042-324-6411
東京都立南多摩看護専門学校	東京都多摩市山王下1-18-1	042-389-6601
独立行政法人地域医療機能推進機構 東京新宿メディカルセンター附属看護専門学校	東京都新宿区揚場町2-28	03-3260-6291
独立行政法人地域医療機能推進機構 東京山手メディカルセンター附属看護専門学校	東京都新宿区百人町3-22-8	03-3364-1517
西新井看護専門学校	東京都足立区西新井本町1-12-23	03-3898-4795
日本大学医学部附属看護専門学校 看護学科	東京都板橋区大谷口上町71-12	03-3972-8111
博慈会高等看護学院　看護学科	東京都足立区鹿浜2-1-15	03-3855-1811
八王子市立看護専門学校	東京都八王子市館町1163	042-663-7170
厚木看護専門学校　看護第一学科	神奈川県厚木市松枝2-6-5	046-222-1240
イムス横浜国際看護専門学校	神奈川県横浜市緑区長津田6-20-24	045-988-5531
小澤高等看護学院	神奈川県小田原市本町1-1-17	0465-23-5119
小田原高等看護専門学校	神奈川県小田原市久野115-2	0465-32-7101
神奈川衛生学園専門学校　看護学科	神奈川県横須賀市佐野町2-34	046-850-6310
神奈川県立衛生看護専門学校 第一看護学科	神奈川県横浜市中区根岸町2-85-2	045-625-6767
神奈川県立平塚看護専門学校	神奈川県平塚市諏訪町20-12	0463-32-3533
神奈川県立よこはま看護専門学校	神奈川県横浜市旭区中尾1-5-1	045-366-3500
相模原看護専門学校	神奈川県相模原市南区新磯野4-1-1	046-259-1155
湘南看護専門学校	神奈川県藤沢市大庭5062-3	0466-86-5440
湘南平塚看護専門学校	神奈川県平塚市富士見町5-17	0463-30-1900

付録　各種施設の一覧

学校名	所在地	電話番号
聖マリアンナ医科大学看護専門学校 看護学科	神奈川県川崎市宮前区菅生2-16-1	044-977-8111
積善会看護専門学校	神奈川県小田原市曽我岸148	0465-42-5245
茅ヶ崎看護専門学校　看護学科	神奈川県茅ヶ崎市今宿390	0467-86-6011
独立行政法人国立病院機構 横浜医療センター附属横浜看護学校	神奈川県横浜市戸塚区原宿3-60-2	045-853-8322
独立行政法人地域医療機能推進機構 横浜中央病院附属看護専門学校	神奈川県横浜市南区中村町3-209-1	045-262-4580
独立行政法人労働者健康福祉機構 横浜労災看護専門学校	神奈川県横浜市港北区小机町3211	045-474-6570
藤沢市立看護専門学校	神奈川県藤沢市藤沢2-6-2	0466-25-0145
横須賀市立看護専門学校	神奈川県横須賀市上町2-36	046-820-6680
横浜市医師会看護専門学校　看護学科	神奈川県横浜市港北区菊名4-4-22	045-433-2305
横浜市医師会保土谷看護専門学校 第一看護学科／第二看護学科 ★	神奈川県横浜市保土ケ谷区川辺町5-10	045-333-6047
横浜市病院協会看護専門学校	神奈川県横浜市港南区港南台3-3-1	045-834-2002
横浜実践看護専門学校	神奈川県横浜市港北区新横浜2-4-18	045-474-0573
横浜中央看護専門学校	神奈川県横浜市神奈川区新町11-1	045-453-1115
横浜未来看護専門学校	神奈川県横浜市戸塚区矢部町365-2	045-864-8855
国際メディカル専門学校　看護学科	新潟県新潟市中央区紫竹山6-4-12	025-255-1511
上越看護専門学校　看護学科	新潟県上越市大潟区犀潟517-1	025-534-6651
晴麗看護学校	新潟県長岡市学校町3-1-22	0258-39-4181
独立行政法人国立病院機構 新潟病院附属看護学校	新潟県柏崎市赤坂町3-52	0257-21-4866
長岡看護福祉専門学校　看護学科	新潟県長岡市上富岡町1961-21	0258-47-3991
長岡赤十字看護専門学校	新潟県長岡市千秋2-297-1	0258-28-3600
新潟看護医療専門学校　看護学科	新潟県新潟市西区みずき野1-105-1	025-264-3355
新潟県厚生連佐渡看護専門学校	新潟県佐渡市千種121	0259-63-4125
新潟県厚生連中央看護専門学校	新潟県長岡市川崎町2041	0258-35-2231
新潟県立新発田病院附属看護専門学校	新潟県新発田市本町1-2-8	0254-22-2214
新潟保健医療専門学校　看護学科	新潟県新潟市中央区花園2-2-7	025-240-0003
共立高等看護学院	山梨県甲府市飯田3-1-35	055-228-7325
甲府看護専門学校　看護第1学科	山梨県甲府市塩部3-1-4	055-254-3300
帝京山梨看護専門学校	山梨県甲府市北口2-15-4	055-251-4441
富士吉田市立看護専門学校	山梨県富士吉田市上吉田5606-18	0555-24-8787
小諸看護専門学校	長野県小諸市相生町3-3-1	0267-22-0707
信州木曽看護専門学校	長野県木曽郡木曽町新開4236	0264-24-0020
諏訪赤十字看護専門学校	長野県諏訪市小和田23-27	0266-57-3275
諏訪中央病院看護専門学校	長野県茅野市玉川4300	0266-73-8808
独立行政法人国立病院機構 信州上田医療センター附属看護学校	長野県上田市緑ヶ丘1-27-21	0268-27-9793
長野看護専門学校　第1看護学科	長野県長野市若里7-1-5	026-226-0600
JA長野厚生連 佐久総合病院看護専門学校	長野県佐久市臼田2238	0267-82-2474
長野県須坂看護専門学校 ◎	長野県須坂市臥竜2-20-1	026-248-8311
長野赤十字看護専門学校	長野県長野市若里5-22-1	026-226-4826
松本看護専門学校	長野県松本市城西2-2-7	0263-33-8297

付録3 ●看護師の養成校一覧

■東海・北陸

名称	所在地	電話番号
厚生連高岡看護専門学校	富山県高岡市永楽町5-10	0766-24-9573
高岡市医師会看護専門学校	富山県高岡市二塚355-1	0766-29-2200
高岡市立看護専門学校　看護学科	富山県高岡市宝町4-1	0766-21-1540
富山医療福祉専門学校　看護学科	富山県滑川市柳原149-9	076-476-6262
富山県立総合衛生学院　看護学科	富山県富山市西長江2-2-78	076-424-6551
富山市立看護専門学校	富山県富山市今泉308-1	076-425-2555
富山赤十字看護専門学校	富山県富山市牛島本町2-1-57	076-442-0844
富山病院附属看護学校	富山県富山市婦中町新町3145	076-469-6068
石川県立総合看護専門学校　第二看護学科 ★	石川県金沢市鞍月東2-1	076-238-5877
加賀看護学校　看護学科	石川県加賀市大聖寺八間道12-1	0761-72-2428
金沢医療技術専門学校　看護学科	石川県金沢市堀川新町7-1	076-263-1515
金沢医療センター附属金沢看護学校	石川県金沢市下石引町1-1	076-262-4189
金沢看護専門学校　第1看護学科	石川県金沢市小坂町北62-1	076-251-9558
こまつ看護学校　看護学科	石川県小松市向本折町ヘ14-1	0761-23-7223
七尾看護専門学校　看護学科	石川県七尾市なぎの浦156	0767-52-9988
JA岐阜厚生連看護専門学校	岐阜県高山市大新町5-45-1	0577-32-9573
あじさい看護福祉専門学校　看護学科	岐阜県美濃加茂市川合町4-6-8	0574-28-2131
岐阜市立看護専門学校　看護学科	岐阜県岐阜市鹿島町7-1	058-253-2411
岐阜県立衛生専門学校　第一看護学科	岐阜県岐阜市野一色4-11-2	058-245-8511
岐阜県立下呂看護専門学校　看護専門課程	岐阜県下呂市幸田1128-1	0576-25-5775
岐阜県立多治見看護専門学校	岐阜県多治見市前畑町5-11-15	0572-23-1214
JA静岡厚生連 するが看護専門学校　看護学科	静岡県富士市中之郷2500-1	0545-56-0550
組合立 静岡県中部看護専門学校　看護学科	静岡県焼津市東小川1-6-9	054-629-4311
御殿場看護学校	静岡県御殿場市川島田198-3	0550-84-5200
静岡医療科学専門学校　看護学科	静岡県浜松市浜北区平口2000	053-585-1551
静岡医療センター附属静岡看護学校	静岡県駿東郡清水町長沢762-1	055-976-5455
静岡県厚生連看護専門学校　看護学科	静岡県浜松市東区大瀬町1517-3	053-434-5001
静岡県立東部看護専門学校　看護1学科	静岡県駿東郡清水町長沢212-1	055-971-2135
静岡済生会看護専門学校　看護学科	静岡県静岡市駿河区小鹿1-1-24	054-285-5914
静岡市立静岡看護専門学校　看護学科	静岡県静岡市駿河区南八幡町8-1	054-288-1230
静岡市立清水看護専門学校　看護学科	静岡県静岡市清水区宮加三1221-5	054-336-1136
島田市立看護専門学校　看護学科	静岡県島田市野田1065-1	0547-37-0987
下田看護専門学校　看護学科	静岡県下田市柿崎289	0558-25-2211
東海アクシス看護専門学校　看護学科	静岡県袋井市上田町267-30	0538-43-8111
沼津市立看護専門学校　看護学科	静岡県沼津市大諏訪46	055-951-3500
浜松市立看護専門学校　看護学科	静岡県浜松市中区佐鳴台5-6-1	053-455-0891
富士市立看護専門学校　看護学科	静岡県富士市本市場新田111-1	0545-64-3131
愛生会看護専門学校	愛知県名古屋市北区五反田町110-1	052-901-5101
愛北看護専門学校　看護学科	愛知県江南市高屋町大松原137-7	0587-51-3350
愛知県立総合看護専門学校　第一看護科	愛知県名古屋市昭和区滝川町36	052-832-8611

付　録　各種施設の一覧

学校名	所在地	電話番号
安城市医師会安城碧海看護専門学校 看護学科	愛知県安城市安城町広美42	0566-77-8588
一宮市立中央看護専門学校　看護学科	愛知県一宮市松降1-9-21	0586-73-8911
えきさい看護専門学校　看護学科	愛知県名古屋市中川区松年町4-48	052-652-7782
岡崎市立看護専門学校　看護学科	愛知県岡崎市伊賀町字西郷中104	0564-23-2951
学校法人穂の香学園 穂の香看護専門学校　看護学科	愛知県新城市川路字萩平1-125	0536-24-3101
蒲郡市立ソフィア看護専門学校　看護学科	愛知県蒲郡市五井町高立田3	0533-67-9103
加茂看護専門学校　看護学科	愛知県豊田市浄水町伊保原654-1	0565-43-5101
県立愛知看護専門学校　第一看護学科	愛知県岡崎市欠町字栗宿18	0564-21-2041
更生看護専門学校　看護学科	愛知県安城市安城町東広畔47-1	0566-76-3092
公立春日井小牧看護専門学校　看護学科	愛知県春日井市八田町2-38-1	0568-84-5611
公立瀬戸旭看護専門学校　看護学科	愛知県瀬戸市進陶町6-1	0561-85-2220
公立西知多看護専門学校　看護学科	愛知県知多市立新知字七五三山1-2	0562-55-5700
中部看護専門学校　看護科	愛知県名古屋市中村区寿町29	052-461-3133
津島市立看護専門学校　看護科	愛知県津島市橘町6-34	0567-26-4101
独立行政法人地域医療機能推進機構 中京病院附属看護専門学校　看護学科	愛知県名古屋市南区三条1-1-10	052-692-9971
独立行政法人労働者健康福祉機構 中部労災看護専門学校　看護学科	愛知県名古屋市港区港明1-10-5	052-652-3775
トヨタ看護専門学校　看護科	愛知県豊田市平山町3-5	0565-24-7227
豊田地域看護専門学校　看護科	愛知県豊田市西山町3-30-1	0565-34-5100
豊橋市立看護専門学校　看護第1科	愛知県豊橋市青竹町字八間西100-3	0532-33-7891
トライデントスポーツ医療看護専門学校 看護学科	愛知県名古屋市千種区今池1-5-31	052-735-1608
名古屋医専　看護学科	愛知県名古屋市中村区名駅4-27-1	052-582-3000
名古屋医療センター附属 名古屋看護助産学校　看護学科	愛知県名古屋市中区三の丸4-1-1	052-955-8810
名古屋市医師会看護専門学校 第一看護学科 ★	愛知県名古屋市港区千鳥1-13-22	052-654-5551
名古屋市立中央看護専門学校 看護第一学科／看護第二学科 ★	愛知県名古屋市東区葵1-4-7	052-935-1755
西尾市立看護専門学校　看護学科	愛知県西尾市戸ヶ崎町広美109-1	0563-54-8800
半田常滑看護専門学校	愛知県半田市東洋町2-45	0569-24-0992
東三河看護専門学校　看護科	愛知県豊橋市羽根井本町133-4	0532-31-4725
尾北看護専門学校	愛知県丹羽郡大口町下小口6-122-2	0587-95-7022
藤田保健衛生大学看護専門学校　看護科	愛知県豊明市沓掛町田楽ヶ窪1-98	0562-93-2593
まつかげ看護専門学校　看護学科	愛知県名古屋市中川区打出2-341	052-353-5171
名鉄看護専門学校　看護学科	愛知県名古屋市西区栄生2-25-24	052-551-7639
伊勢保健衛生専門学校　看護学科	三重県伊勢市黒瀬町562-13	0596-22-2563
岡波看護専門学校	三重県伊賀市上野桑町1734	0595-21-3138
桑名医師会立桑名看護専門学校　看護学科	三重県桑名市大字本願寺字市之縄262-1	0594-22-9937
聖十字看護専門学校　看護学科	三重県三重郡菰野町宿野1346	059-394-3221
津看護専門学校	三重県津市安濃町田端上野970-10	059-268-4000
名張市立看護専門学校　看護学科	三重県名張市百合が丘西5-32	0595-64-7700
松阪看護専門学校　看護学科	三重県松阪市鎌田町145-4	0598-50-2510

三重看護専門学校　看護学科	三重県津市島崎町97-1	059-222-1911
三重県厚生連看護専門学校	三重県鈴鹿市安塚町山之花1275-37	059-384-1000
三重中央医療センター附属 三重中央看護学校　看護学科	三重県津市久居明神町2158-5	059-259-1177
ユマニテク看護助産専門学校　看護学科	三重県四日市市浜田町13-29	059-353-4318
四日市医師会看護専門学校　看護学科	三重県四日市市西新地14-20	059-355-2221

■ 近畿

名称	所在地	電話番号
一般財団法人福井市医師会看護専門学校 看護学科	福井県福井市大願寺1-5-23	0776-30-1200
公立若狭高等看護学院	福井県小浜市大手町12-48	0770-52-0162
武生看護専門学校　看護学科	福井県越前市中央1-9-9	0778-24-1401
福井県立看護専門学校　第一看護学科	福井県福井市四ツ井2-8-1	0776-54-5166
大津市民病院付属看護専門学校	滋賀県大津市石場10-53	077-524-6044
大津赤十字看護専門学校　看護学科	滋賀県大津市小関町5-23	077-522-9646
近江八幡市立看護専門学校　看護学科	滋賀県近江八幡市江頭町983	0748-32-7761
華頂看護専門学校	滋賀県大津市大萱7-7-2	077-545-8108
草津看護専門学校　看護学科	滋賀県草津市矢橋町1824	077-516-2567
甲賀看護専門学校　看護学科	滋賀県甲賀市水口町北内貴280-2	0748-65-6071
滋賀県堅田看護専門学校　看護学科	滋賀県大津市真野1-12-30	077-573-8545
滋賀県済生会看護専門学校　看護第1学科	滋賀県栗東市大橋3-4-5	077-553-7002
滋賀県立看護専門学校　看護学科	滋賀県長浜市八幡東町525-1	0749-63-4646
滋賀県立総合保健専門学校　看護学科	滋賀県守山市守山5-4-10	077-583-4147
京都桂看護専門学校　看護学科	京都府京都市西京区山田平尾町46-14	075-381-0971
京都第一赤十字看護専門学校	京都府京都市東山区本町15-749	075-533-1269
京都第二赤十字看護専門学校 看護学科	京都府京都市上京区衣棚通出水下ル 常泉院町133-3	075-441-2007
京都府医師会看護専門学校 看護学科（3年課程）	京都府京都市山科区椥辻西浦町1-13	075-502-9500
京都府立看護学校　看護学科	京都府与謝郡与謝野町字男山455	0772-46-3258
京都保健衛生専門学校 看護学科三年課程	京都府京都市上京区千本通竹屋町東入 主税町910	075-801-2571
近畿高等看護専門学校　看護学科	京都府京都市中京区西ノ京小堀池町5-2	075-841-7430
公立南丹看護専門学校	京都府南丹市八木町南広瀬上野3-1	0771-42-5364
（専）京都中央看護保健大学校 看護学科 ◆	京都府京都市南区東九条松田町138-1	075-661-9999
独立行政法人国立病院機構 京都医療 センター附属京都看護助産学校　看護師科	京都府京都市伏見区深草向畑町1-1	075-645-8401
独立行政法人国立病院機構 舞鶴医療センター附属看護学校	京都府舞鶴市字行永2410	0773-63-4338
日本バプテスト看護専門学校	京都府京都市左京区北白川山ノ元町47	075-791-6946
洛和会京都厚生学校　看護学科	京都府京都市山科区音羽八ノ坪53-1	075-593-4116
愛仁会看護助産専門学校　看護学科	大阪府高槻市古曽部町1-3-33	072-681-6031
泉佐野泉南医師会看護専門学校	大阪府泉佐野市湊1-1-30	072-469-3070
大阪医専　看護学科	大阪府大阪市北区大淀中1-10-3	06-6452-0110
大阪警察病院看護専門学校	大阪府大阪市阿倍野区松崎町1-2-33	06-6626-6700

学校名	所在地	電話番号
大阪済生会中津看護専門学校	大阪府大阪市北区芝田2-10-39	06-6372-1182
大阪済生会野江看護専門学校　看護学科	大阪府大阪市城東区今福東2-2-26	06-6932-6363
大阪赤十字看護専門学校	大阪府大阪市天王寺区筆ヶ崎町5-30	06-6774-5055
大阪病院附属看護専門学校	大阪府大阪市福島区福島4-2-78	06-6441-5451
大阪府医師会看護専門学校　看護学科	大阪府大阪市天王寺区南河堀町4-62	06-6772-8685
大阪府病院協会看護専門学校 看護学科3年課程	大阪府大阪市浪速区浪速西2-13-9	06-6567-2304
学校法人PL学園　衛生看護専門学校	大阪府富田林市喜志2055	0721-24-5136
学校法人大阪滋慶学園 大阪医療看護専門学校　看護学科	大阪府豊中市刀根山5-1-1	06-6846-1080
学校法人大阪滋慶学園 大阪保健福祉専門学校　看護学科	大阪府大阪市淀川区宮原1-2-47	06-6396-2941
河崎会看護専門学校　看護第1学科	大阪府貝塚市水間511	072-446-7649
関西医科大学附属看護専門学校　看護学科	大阪府枚方市宇山東町18-89	072-856-2121
関西看護専門学校　看護学科	大阪府枚方市津田東町2-1-1	072-858-1757
近畿大学附属看護専門学校　看護学科	大阪府大阪狭山市大野東102-1	072-366-0221
久米田看護専門学校	大阪府岸和田市尾生町2955	072-445-4149
公益財団法人浅香山病院看護専門学校 看護師3年課程	大阪府堺市堺区田出井町8-20	072-228-2145
香里ヶ丘看護専門学校　看護学科	大阪府枚方市宮之下町8-8	072-852-3435
小阪病院看護専門学校	大阪府東大阪市永和2-7-30	06-6722-5006
堺看護専門学校　看護第1学科	大阪府堺市北区新金岡町5-10-1	072-251-6900
清恵会医療専門学院　第1看護学科	大阪府堺市北区百舌鳥梅北町2-83	072-259-3901
泉州看護専門学校　看護第1学科	大阪府堺市西区浜寺船尾町東1-131	072-264-0338
独立行政法人国立病院機構 大阪医療センター附属看護学校　看護学科	大阪府大阪市中央区法円坂2-1-14	06-6943-1051
独立行政法人国立病院機構 大阪南医療センター附属大阪南看護学校　看護学科	大阪府河内長野市木戸東町2-1	0721-53-5965
独立行政法人労働者健康福祉機構 大阪労災看護専門学校	大阪府堺市北区長曽根町1179-3	072-252-2725
豊中看護専門学校　看護学科	大阪府豊中市上野坂2-6-1	06-6848-5031
パナソニック健康保険組合立 松下看護専門学校	大阪府守口市早苗町7-10	06-6991-0331
ベルランド看護助産専門学校　看護学科	大阪府堺市中区東山500-3	072-234-2004
南大阪看護専門学校　看護学科	大阪府大阪市西成区南津守7-14-31	06-6658-1210
美原看護専門学校	大阪府堺市美原区今井388	072-362-6311
行岡医学技術専門学校　看護第1学科	大阪府大阪市北区浮田2-2-11	06-6372-2456
相生市看護専門学校　看護学科	兵庫県相生市旭2-19-19	0791-22-7110
明石医療センター附属看護専門学校	兵庫県明石市大久保町八木743-33	078-936-0718
公益財団法人尼崎健康医療財団 看護専門学校　看護科	兵庫県尼崎市水堂町3-15-20	06-6436-8702
公益社団法人神戸市民間病院協会 神戸看護専門学校	兵庫県神戸市中央区花隈町33-19	078-351-0657
神戸市医師会看護専門学校　第1看護学科	兵庫県神戸市西区学園西町4-2	078-795-4884
公立八鹿病院看護専門学校	兵庫県養父市八鹿町下網場381-1	079-662-6693
宝塚市立看護専門学校　看護学科	兵庫県宝塚市小浜4-5-5	0797-84-0061

付録3 ●看護師の養成校一覧

名称	所在地	電話番号
独立行政法人国立病院機構 姫路医療センター附属看護学校　看護学科	兵庫県姫路市本町68	079-222-4530
独立行政法人地域医療機能推進機構神戸中央病院附属看護専門学校	兵庫県神戸市北区惣山町2-1-1	078-594-2233
独立行政法人労働者健康福祉機構関西労災看護専門学校　看護学科	兵庫県尼崎市稲葉荘3-1-69	06-6419-2177
西神看護専門学校　看護学科	兵庫県神戸市西区神出町勝成78-53	078-965-1847
西宮市医師会看護専門学校　看護科	兵庫県西宮市池田町13-2	0798-26-0661
播磨看護専門学校　看護師3年課程	兵庫県加東市家原812-1	0795-42-3961
姫路市医師会看護専門学校　看護師3年課程	兵庫県姫路市御立西5-6-22	079-298-1241
姫路赤十字看護専門学校　看護学科	兵庫県姫路市下手野1-12-2	079-299-0052
兵庫県立柏原看護専門学校　看護学科	兵庫県丹波市柏原町柏原5208-1	0795-72-0528
関西学研医療福祉学院　看護学科	奈良県奈良市右京1-1-5	0742-72-0600
田北看護専門学校　看護学科3年課程	奈良県大和郡山市城南町3-25	0743-52-2244
地方独立行政法人奈良県立病院機構看護専門学校奈良校　看護学科	奈良県奈良市平松1-30-2	0742-44-8883
天理看護学院　医療学部看護学科	奈良県天理市別所町80-1	0743-63-7811
奈良県医師会看護専門学校	奈良県橿原市内膳町5-5-8	0744-22-3430
奈良県病院協会看護専門学校　看護学科	奈良県橿原市大久保町454-10	0744-25-7374
奈良県立五條病院附属看護専門学校看護専門課程看護科	奈良県五條市野原西5-2-40	0747-22-1112
奈良県立三室病院附属看護専門学校	奈良県生駒郡三郷町三室1-14-1	0745-72-9412
奈良市立看護専門学校	奈良県奈良市紀寺町371-2	0742-81-3301
ハートランドしぎさん看護専門学校	奈良県生駒郡三郷町勢野北4-13-1	0745-73-6600
阪奈中央看護専門学校　看護学科	奈良県生駒市俵口町450	0743-74-9058
大和高田市立看護専門学校	奈良県大和高田市礒野北町1-1	0745-53-2901
公益社団法人和歌山県病院協会立和歌山看護専門学校　看護学科3年課程	和歌山県和歌山市西庄1107-26	073-456-5780
国保野上厚生総合病院附属看護専門学校看護学科	和歌山県海草郡紀美野町小畑165-4	073-489-8500
社会保険紀南看護専門学校看護学科3年課程	和歌山県田辺市東陽15-32	0739-22-1592
和歌山県立高等看護学院　看護学科一部	和歌山県紀の川市西野山505-1	0736-75-6280
和歌山県立なぎ看護学校　看護学科	和歌山県新宮市蜂伏20-39	0735-31-8797
和歌山市医師会看護専門学校看護師3年課程	和歌山県和歌山市西高松2-13-34	073-445-9805
和歌山赤十字看護専門学校　看護学科	和歌山県和歌山市小松原通4-20	073-422-4171

■中国・四国

名称	所在地	電話番号
鳥取県立倉吉総合看護専門学校第1看護学科	鳥取県倉吉市南昭和町15	0858-22-1041
鳥取県立鳥取看護専門学校	鳥取県鳥取市江津260	0857-29-2407
米子医療センター附属看護学校　看護学科	鳥取県米子市車尾4-17-2	0859-31-6187
出雲医療看護専門学校　看護学科	島根県出雲市今市町 1151-1	0853-25-7034
島根県立石見高等看護学院　看護学科	島根県益田市昭和町20-15	0856-23-2615
浜田医療センター附属看護学校　看護学科	島根県浜田市浅井町777-12	0855-28-7788

付録　各種施設の一覧

学校名	住所	電話番号
松江総合医療専門学校　看護学科	島根県松江市上大野町2081-4	0852-88-3131
旭川荘厚生専門学院　第1看護科	岡山県岡山市北区祇園866	086-275-0145
岡山医療センター附属 岡山看護助産学校　看護学科	岡山県岡山市北区田益1711-1	086-294-9292
岡山医療福祉専門学校　看護学科	岡山県岡山市中区門田屋敷3-5-18	086-271-6001
岡山済生会看護専門学校	岡山県岡山市北区伊福町2-17-5	086-253-7910
岡山赤十字看護専門学校　看護学科	岡山県岡山市北区青江2-1-1	086-223-6800
岡山労災看護専門学校　看護学科	岡山県岡山市南区築港緑町1-10-25	086-261-8180
倉敷看護専門学校　看護学科3年課程	岡山県倉敷市粒浦80-1	086-427-1234
倉敷中央看護専門学校	岡山県倉敷市美和1-1-1	086-422-9311
順正高等看護福祉専門学校　看護学科	岡山県高梁市伊賀町8	0866-22-8065
ソワニエ看護専門学校　看護学科	岡山県岡山市中区倉田394-3	086-274-6455
津山中央看護専門学校	岡山県津山市川崎1760	0868-21-8230
尾道市医師会看護専門学校 ★	広島県尾道市栗原東2-4-33	0848-25-3153
呉医療センター附属呉看護学校　看護学科	広島県呉市青山町3-1	0823-22-5599
呉共済病院看護専門学校	広島県呉市西中央3-2-4	0823-22-2111
広島県厚生連　尾道看護専門学校	広島県尾道市古浜町7-19	0848-24-1191
広島県立三次看護専門学校　第一看護科	広島県三次市東酒屋町字敦盛518-1	0824-62-5141
広島市立看護専門学校　第一看護科	広島県広島市中区富士見町11-27	082-243-6146
福山市医師会看護専門学校　第一看護科	広島県福山市三吉町南2-11-25	084-926-7588
YIC看護福祉専門学校　看護学科	山口県防府市中央町1-8	0835-26-1122
岩国医療センター附属岩国看護学校 看護学科	山口県岩国市愛宕町1-3-1	0827-34-2000
ウエストジャパン看護専門学校	山口県下関市大坪本町44-20	083-231-3903
大島看護専門学校　看護学科	山口県大島郡周防大島町大字家房1595-1	0820-76-0556
下関看護リハビリテーション学校　看護学科	山口県下関市竹崎町3-4-17	083-222-0606
徳山看護専門学校　医療専門課程看護科	山口県周南市慶万町10-1	0834-31-4560
山口県立萩看護学校　第一看護科	山口県萩市大字堀内字菊ヶ浜489-5	0838-26-6500
地方独立行政法人徳島県鳴門病院附属 看護専門学校　看護学科	徳島県鳴門市撫養町斎田字見白36-1	088-686-4417
徳島県立総合看護学校　第一看護科	徳島県徳島市鮎喰町2-41-6	088-633-6611
独立行政法人国立病院機構 東徳島医療センター附属看護学校	徳島県板野郡板野町大寺字大向北1-1	088-672-4534
穴吹医療大学校　看護学科 ◎	香川県高松市錦町1-22-23	087-823-5700
香川看護専門学校　第1看護学科	香川県善通寺市生野町920-1	0877-63-6161
四国医療専門学校　看護学科 ◎	香川県綾歌郡宇多津町浜五番丁62-1	0877-41-2323
守里会看護福祉専門学校　看護学科	香川県高松市香西本町17-9	087-813-3359
独立行政法人国立病院機構 四国こどもとおとなの医療センター附属 善通寺看護学校	香川県善通寺市仙遊町2-1-1	0877-62-3688
今治看護専門学校　第一看護科	愛媛県今治市別宮町7-3-2	0898-22-6545
宇和島看護専門学校　看護学科	愛媛県宇和島市伊吹町甲594-3	0895-22-6611
河原医療大学校　看護学科 ◎	愛媛県松山市花園町3-6	089-915-5355
四国中央医療福祉総合学院　看護学科	愛媛県四国中央市中之庄町1684-10	0896-24-1000
十全看護専門学校	愛媛県新居浜市北新町2-77	0897-33-1723
東城看護専門学校　看護学科3年課程	愛媛県新居浜市松原町13-47	0897-41-6688

付録3 ●看護師の養成校一覧

名称	所在地	電話番号
独立行政法人国立病院機構　愛媛医療センター附属看護学校	愛媛県東温市見奈良1545-1	089-990-1830
松山看護専門学校　第1看護学科	愛媛県松山市柳井町2-85	089-915-7751
松山赤十字看護専門学校	愛媛県松山市清水町3-90	089-924-1112
高知県立幡多看護専門学校　看護学科	高知県宿毛市山奈町芳奈3-2	0880-66-2525
四万十看護学院　看護学科	高知県四万十市有岡字石場2252-1	0880-31-1340
独立行政法人国立病院機構　高知病院附属看護学校	高知県高知市朝倉西町1-2-25	088-828-4460
龍馬看護ふくし専門学校　看護学科	高知県高知市北本町1-5-3	088-825-1800

■九州・沖縄

名称	所在地	電話番号
あさくら看護学校　看護学科	福岡県朝倉市頓田294-1	0946-22-5510
大川看護福祉専門学校　看護学科	福岡県大川市大字酒見391-5	0944-88-3433
おばせ看護学院　看護専門課程看護学科	福岡県京都郡苅田町大字新津1598	0930-23-0839
遠賀中間医師会立遠賀中央看護助産学校　看護学科	福岡県遠賀郡水巻町下二西2-1-33	093-203-2333
北九州市立看護専門学校	福岡県北九州市小倉北区馬借2-1-1	093-541-1831
健和看護学院　看護学科	福岡県北九州市小倉北区大手町15-1	093-592-0311
小倉南看護専門学校	福岡県北九州市小倉南区蒲生5-5-2	093-963-3425
製鉄記念八幡看護専門学校　看護学科	福岡県北九州市八幡東区春の町1-1-1	093-671-9346
専門学校麻生看護大学校　看護科（3年課程）	福岡県飯塚市芳雄町3-83	0948-25-5999
専門学校北九州看護大学校　看護学科	福岡県北九州市小倉南区春ヶ丘10-15	093-932-0123
高尾看護専門学校　看護学科3年課程	福岡県小郡市小郡1421-4	0942-73-2767
独立行政法人国立病院機構　九州医療センター附属福岡看護助産学校　看護学科　※平成27年度4月入学生が最後の募集	福岡県福岡市中央区地行浜1-8-1	092-852-0719
西日本看護専門学校	福岡県北九州市小倉南区湯川5-9-27	093-952-0111
福岡医療専門学校　看護科	福岡県福岡市早良区祖原3-1	092-833-6120
福岡看護専門学校　第1科	福岡県福岡市東区和白丘2-1-12	092-607-0053
福岡県私設病院協会専門学校　看護学科　※平成27年4月開設予定	福岡県福岡市南区那の川1-5-27	092-521-8485
福岡国際医療福祉学院　看護学科	福岡県福岡市早良区百道浜3-6-40	092-832-1166
福岡市医師会看護専門学校　第1看護学科　※平成27年4月開設予定	福岡県福岡市早良区百道浜1-6-9	092-852-1530
福岡水巻看護助産学校　看護学科	福岡県遠賀郡水巻町立屋敷1-14-51	093-201-5233
宗像看護専門学校	福岡県福津市宮司2-11-20	0940-52-5222
アカデミー看護専門学校　看護師科	佐賀県鳥栖市田代外町1526-1	0942-83-3375
医療福祉専門学校緑生館　総合看護学科 ◎	佐賀県鳥栖市西新町1428-566	0942-84-5100
佐賀県立総合看護学院　看護学科	佐賀県佐賀市兵庫南3-7-17	0952-25-9220
武雄看護リハビリテーション学校　看護学科	佐賀県武雄市武雄町大字富岡12623	0954-23-6700
独立行政法人国立病院機構　嬉野医療センター附属看護学校	佐賀県嬉野市嬉野町大字下宿2436	0954-42-0659
佐世保市立看護専門学校	長崎県佐世保市花園町10-1	0956-24-7329
島原市医師会看護学校	長崎県島原市萩原1-1230	0957-65-0730
長崎市医師会看護専門学校　第1看護学科	長崎県長崎市栄町2-22	095-818-5800

付録　各種施設の一覧

221

学校名	所在地	電話番号
天草市立本渡看護専門学校	熊本県天草市亀場町亀川12-1	0969-22-2000
上天草看護専門学校　看護学科	熊本県上天草市龍ヶ岳町高戸1419-2	0969-62-0200
九州中央リハビリテーション学院　看護学科	熊本県熊本市中央区本山3-3-84	096-322-5500
熊本駅前リハビリテーション学院　看護学科	熊本県熊本市西区春日2-1-15	096-212-0711
熊本看護専門学校　看護学科（3年課程）	熊本県熊本市西区上熊本1-10-8	096-355-4401
熊本市医師会看護専門学校　第1看護学科	熊本県熊本市中央区本荘3-3-3	096-366-3638
独立行政法人国立病院機構 熊本医療センター附属看護学校　看護学科	熊本県熊本市中央区二の丸1-5	096-352-5691
独立行政法人労働者健康福祉機構 熊本労災看護専門学校	熊本県八代市竹原町1517-2	0965-33-2009
藤華医療技術専門学校　看護学科	大分県豊後大野市三重町内田4000-1	0974-22-3434
独立行政法人国立病院機構 別府医療センター附属大分中央看護学校　看護学科	大分県別府市大字内竈1473	0977-67-1111
九州保健福祉大学総合医療専門学校　看護学科	宮崎県宮崎市瀬頭2-1-10	0985-29-5300
独立行政法人国立病院機構 都城病院附属看護学校　看護学科	宮崎県都城市祝吉町5033-1	0986-22-3690
日南看護専門学校　看護学科	宮崎県日南市木山2-4-16	0987-23-1883
藤元メディカルシステム付属 医療専門学校　看護学科	宮崎県北諸県郡三股町大字長田1258-1	0986-52-6921
宮崎医療福祉専門学校　看護学科	宮崎県西都市清水1000	0983-42-1010
奄美看護福祉専門学校　看護学科	鹿児島県奄美市名瀬小湊338-2	0997-54-9111
鹿児島医療福祉専門学校　看護学科	鹿児島県鹿児島市田上8-21-3	099-281-9911
鹿児島県医療法人協会立看護専門学校	鹿児島県鹿児島市中山町878-1	099-268-4796
鹿児島高等看護学院	鹿児島県鹿児島市永吉町1-18-2	099-257-9711
鹿児島中央看護専門学校 3年課程看護科	鹿児島県鹿児島市泉町12-7	099-227-5330
加治木看護専門学校	鹿児島県姶良市加治木町港町131-1	0995-62-5811
鹿屋市立鹿屋看護専門学校	鹿児島県鹿屋市西原3-7-40	0994-44-6360
神村学園専修学校　看護学科	鹿児島県いちき串木野市別府4460	0996-32-3232
久木田学園看護専門学校　看護学科	鹿児島県鹿児島市本名町481-1	099-294-3364
仁心看護専門学校　看護科3年課程	鹿児島県霧島市隼人町真孝910-7	0995-42-2266
タラ看護専門学校　看護学科	鹿児島県鹿児島市上荒田町21-12	099-812-6611
独立行政法人国立病院機構 鹿児島医療センター附属鹿児島看護学校	鹿児島県鹿児島市下伊敷1-52-17	099-220-0237
沖縄看護専門学校　看護学科	沖縄県島尻郡与那原町字板良敷1380-1	098-946-1414
学校法人湘央学園浦添看護学校 第一看護学科	沖縄県浦添市当山2-30-1	098-877-7741
中部地区医師会立 ぐしかわ看護専門学校　看護学科	沖縄県うるま市字昆布長尾原1832-1	098-972-4600
那覇市医師会那覇看護専門学校 看護学科	沖縄県豊見城市渡橋名289-23	098-840-5574
北部地区医師会北部看護学校　看護学科	沖縄県名護市字為又1219-91	0980-54-1001

付録4 理学療法士・作業療法士の養成校一覧

※2014年7月1日現在の情報をもとにしています。施設や学部、学科の名称は変更されたり、募集が行われなくなったりする場合があります。詳しくは各施設へお問い合わせください。なお、地域は地方厚生局の管轄区域をもとに区分しています。

●理学療法士

4年制大学

■北海道・東北

名称	所在地	電話番号
北海道大学　医学部保健学科 理学療法学専攻	北海道札幌市北区北12条西5丁目	011-706-3315
札幌医科大学　保健医療学部 理学療法学科	北海道札幌市中央区南1条西17丁目	011-611-2111
北海道医療大学　リハビリテーション科学部 理学療法学科	北海道石狩郡当別町金沢1757	0133-23-1211
北海道科学大学　保健医療学部 理学療法学科	北海道札幌市手稲区前田7条15丁目4-1	001-681-2161
北海道文教大学　人間科学部 理学療法学科	北海道恵庭市黄金中央5丁目196-1	0123-34-0019
弘前大学　医学部保健学科 理学療法学専攻	青森県弘前市本町66-1	0172-33-5111
青森県立保健大学　健康科学部 理学療法学科	青森県青森市大字浜館字間瀬58-1	017-765-2000
東北福祉大学　健康科学部 リハビリテーション学科 理学療法学専攻	宮城県仙台市青葉区国見1-8-1	022-233-3111
東北文化学園大学　医療福祉学部 リハビリテーション学科 理学療法学専攻	宮城県仙台市青葉区国見6-45-1	022-233-3330
秋田大学　医学部保健学科 理学療法学専攻	秋田県秋田市本道1-1-1	018-884-6504
山形県立保健医療大学 保健医療学部 理学療法学科	山形県山形市上柳260	023-686-6611

■関東・信越

名称	所在地	電話番号
筑波技術大学　保健科学部保健学科 理学療法学専攻	茨城県つくば市春日4-12-7	029-852-2890
茨城県立医療大学　保健医療学部 理学療法学科	茨城県稲敷郡阿見町阿見4669-2	029-888-4000
国際医療福祉大学　保健医療学部 理学療法学科	栃木県大田原市北金丸2600-1	0287-24-3000
つくば国際大学　医療保健学部 理学療法学科	茨城県土浦市真鍋6-8-33	029-826-6622
群馬大学　医学部保健学科 理学療法学専攻	群馬県前橋市昭和町3-39-22	027-220-7111
群馬医療福祉大学　リハビリテーション学部 理学療法学専攻	群馬県前橋市本町2-12-1 前橋プラザ元気21内(6・7F)	027-210-1294
群馬パース大学　保健科学部 理学療法学科	群馬県高崎市問屋町1-7-1	027-365-3366
高崎健康福祉大学　保健医療学部 理学療法学科	群馬県高崎市中大類町37-1	027-352-1290
埼玉県立大学　保健医療福祉学部 理学療法学科	埼玉県越谷市三野宮820	048-971-0500
埼玉医科大学　保健医療学部 理学療法学科	埼玉県入間郡毛呂山町川角981	049-295-1001
日本医療科学大学　保健医療学部 リハビリテーション学科 理学療法学専攻	埼玉県入間郡毛呂山町下川原1276	049-294-9000
人間総合科学大学　保健医療学部 リハビリテーション学科 理学療法学専攻	埼玉県さいたま市岩槻区太田字新正寺曲輪354-3	048-749-6111
文京学院大学　保健医療技術学部 理学療法学科	埼玉県ふじみ野市亀久保1196	049-261-6488
目白大学　保健医療学部 理学療法学科	埼玉県さいたま市岩槻区浮谷320	048-797-2111

付録　各種施設の一覧

名称	所在地	電話番号
千葉県立保健医療大学　健康科学部リハビリテーション学科 理学療法学専攻	千葉県千葉市美浜区若葉2-10-1	043-296-2000
植草学園大学　保健医療学部 理学療法学科	千葉県千葉市若葉区小倉町1639-3	043-233-9031
帝京平成大学　地域医療学部 理学療法学科	千葉県市原市うるいど南4-1	0436-74-5511
了德寺大学　健康科学部 理学療法学科	千葉県浦安市明海5-8-1	047-382-2111
首都大学東京　健康福祉学部 理学療法学科	東京都荒川区東尾久7-2-10	03-3819-1211
杏林大学　保健学部 理学療法学科	東京都八王子市宮下町476	042-691-0011
帝京科学大学　医療科学部 東京理学療法学科	東京都足立区千住桜木2-2-1	03-6910-1010
帝京平成大学　健康メディカル学部 理学療法学科	東京都豊島区東池袋2-51-4	03-5843-3111
東京医療学院大学　保健医療学部リハビリテーション学科 理学療法学専攻	東京都多摩市落合4-11	042-373-8118
東京工科大学　医療保健学部 理学療法学科	東京都大田区西蒲田5-23-22	03-6424-2111
神奈川県立保健福祉大学　保健福祉学部リハビリテーション学科 理学療法学専攻	神奈川県横須賀市平成町1-10-1	046-828-2500
北里大学　医療衛生学部リハビリテーション学科 理学療法学専攻	神奈川県相模原市南区北里1-15-1	042-778-8111
国際医療福祉大学　小田原保健医療学部 理学療法学科	神奈川県小田原市城山1-2-25	0465-21-0361
昭和大学　保健医療学部 理学療法学科	神奈川県横浜市緑区十日市場町1865	045-985-6500
新潟医療福祉大学　医療技術学部 理学療法学科	新潟県新潟市北区島見町1398	025-257-4455
新潟リハビリテーション大学　医療学部リハビリテーション学科 理学療法学専攻	新潟県村上市上の山2-16	0254-56-8292
健康科学大学　健康科学部 理学療法学科	山梨県南都留郡富士河口湖町小立7187	0555-83-5200
帝京科学大学　医療科学部 理学療法学科	山梨県上野原市八ツ沢2525	0554-63-4411
信州大学　医学部保健学科 理学療法学専攻	長野県松本市旭3-1-1	0263-37-2356

■ 東海・北陸

名称	所在地	電話番号
金沢大学　医薬保健学域保健学類 理学療法学専攻	石川県金沢市小立野5-11-80	076-265-2500
金城大学　医療健康学部 理学療法学科	石川県白山市笠間町1200	076-276-4400
中部学院大学　看護リハビリテーション学部 理学療法学科	岐阜県関市桐ヶ丘2-1	0575-24-2211
聖隷クリストファー大学 リハビリテーション学部 理学療法学科	静岡県浜松市北区三方原町3453	053-439-1400
常葉大学　保健医療学部 理学療法学科	静岡県浜松市北区都田町1230	053-428-3511
常葉大学　健康科学部 静岡理学療法学科	静岡県静岡市葵区水落町1-30	054-297-3200
名古屋大学　医学部保健学科 理学療法学専攻	愛知県名古屋市東区大幸南1-1-20	052-719-1504
星城大学　リハビリテーション学部 理学療法学専攻	愛知県東海市富貴ノ台2-172	052-601-6000
中部大学　生命健康科学部 理学療法学科	愛知県春日井市松本町1200	0568-51-1111
豊橋創造大学　保健医療学部 理学療法学科	愛知県豊橋市牛川町松下20-1	050-2017-2101
名古屋学院大学　リハビリテーション学部 理学療法学科	愛知県瀬戸市上品野町1350	0561-42-0350
日本福祉大学　健康科学部リハビリテーション学科 理学療法学専攻	愛知県半田市東生見町26-2	0569-20-0111

付録4 ●理学療法士・作業療法士の養成校一覧

名称	所在地	電話番号
藤田保健衛生大学　医療科学部リハビリテーション学科	愛知県豊明市沓掛町田楽ヶ窪1-98	0562-93-2504
鈴鹿医療科学大学　保健衛生学部理学療法学科	三重県鈴鹿市岸岡町1001-1	059-383-8991

■ 近畿

名称	所在地	電話番号
京都大学　医学部人間健康科学科 理学療法学専攻	京都府京都市左京区聖護院川原町53	075-751-3906
京都橘大学　健康科学部 理学療法学科	京都府京都市山科区大宅山田町34	075-571-1111
佛教大学　保健医療技術学部 理学療法学科	京都府京都市中京区西ノ京東栂尾町7	075-491-2141
大阪府立大学　地域保健学域総合リハビリテーション学類 理学療法学専攻	大阪府羽曳野市はびきの3-7-30	072-950-2111
藍野大学　医療保健学部 理学療法学科	大阪府茨木市東太田4-5-4	072-627-1711
大阪河﨑リハビリテーション大学 リハビリテーション学部 リハビリテーション学科 理学療法学専攻	大阪府貝塚市水間158	072-446-6700
大阪電気通信大学　医療福祉工学部 理学療法学科	大阪府四條畷市清滝1130-70	072-876-3317
大阪保健医療大学　保健医療学部 リハビリテーション学科 理学療法学専攻	大阪府大阪市北区天満1-9-27	06-6354-0091
大阪行岡医療大学　医療学部 理学療法学科	大阪府茨木市総持寺1-1-41	072-621-0881
関西医療大学　保健医療学部 理学療法学科	大阪府泉南郡熊取町若葉2-11-1	072-453-8251
関西福祉科学大学　保健医療学部 リハビリテーション学科 理学療法学専攻	大阪府柏原市旭ヶ丘3-11-1	072-978-0088
四條畷学園大学　リハビリテーション学部 理学療法学専攻	大阪府大東市北条5-11-10	072-863-5043
森ノ宮医療大学　保健医療学部 理学療法学科	大阪府大阪市住之江区南港北1-26-16	06-6616-6911
大和大学　保健医療学部総合リハビリテーション学科 理学療法学専攻	大阪府吹田市片山町2-5-1	06-6385-8010
神戸大学　医学部保健学科 理学療法学専攻	兵庫県神戸市須磨区友が丘7-10-2	078-792-2555
神戸学院大学　総合リハビリテーション学部 理学療法学科 ※平成27年4月より学科改組	兵庫県神戸市西区伊川谷町有瀬518	078-974-1551
神戸国際大学　リハビリテーション学部 理学療法学科	兵庫県神戸市東灘区向洋町中9-1-6	078-845-3111
甲南女子大学　看護リハビリテーション学部 理学療法学科	兵庫県神戸市東灘区森北町6-2-23	078-413-3722
宝塚医療大学　保健医療学部 理学療法学科	兵庫県宝塚市花屋敷緑ガ丘1	072-736-8600
姫路獨協大学　医療保健学部 理学療法学科	兵庫県姫路市上大野7-2-1	079-223-2211
兵庫医療大学　リハビリテーション学部 理学療法学科	兵庫県神戸市中央区港島1-3-6	078-304-3000
畿央大学　健康科学部 理学療法学科	奈良県北葛城郡広陵町馬見中4-2-2	0745-54-1601

■ 中国・四国

名称	所在地	電話番号
川崎医療福祉大学　医療技術学部リハビリテーション学科 理学療法専攻	岡山県倉敷市松島288	086-462-1111
吉備国際大学　保健医療福祉学部 理学療法学科	岡山県高梁市伊賀町8	0866-22-9454

広島大学　医学部保健学科 理学療法学専攻	広島県広島市南区霞1-2-3	082-257-5555
県立広島大学　保健福祉学部 理学療法学科	広島県三原市学園町1-1	0848-60-1120
広島国際大学　総合リハビリテーション学部 リハビリテーション学科 理学療法学専攻	広島県東広島市黒瀬学園台555-36	0823-70-4500
広島都市学園大学　健康科学部 リハビリテーション学科 理学療法学専攻	広島県広島市安佐南区大塚東3-2-1	082-849-6883
徳島文理大学　保健福祉学部 理学療法学科	徳島県徳島市山城町西浜傍示180	088-602-8000

■ 九州・沖縄

名称	所在地	電話番号
九州栄養福祉大学　リハビリテーション学部 理学療法学科	福岡県北九州市小倉南区葛原高松1-5-1	093-561-2136
国際医療福祉大学　福岡保健医療学部 理学療法学科	福岡県大川市榎津137-1	0944-89-2000
帝京大学　福岡医療技術学部 理学療法学科	福岡県大牟田市岬町6-22	0944-57-8333
西九州大学　リハビリテーション学部 リハビリテーション学科 理学療法学専攻	佐賀県神埼市神埼町尾崎4490-9	0952-52-4191
長崎大学　医学部保健学科 理学療法学専攻	長崎県長崎市坂本1-7-1	095-819-7900
九州看護福祉大学　看護福祉学部 リハビリテーション学科	熊本県玉名市富尾888	0968-75-1800
熊本保健科学大学　保健科学部リハビリテーション学科 理学療法学専攻	熊本県熊本市北区和泉町325	096-275-2111
鹿児島大学　医学部保健学科 理学療法学専攻	鹿児島県鹿児島市桜ヶ丘8-35-1	099-275-5111

3年制短期大学

※昼間部と夜間部が併設されている学校（＊）もあります。

■ 北海道・東北

名称	所在地	電話番号
仙台青葉学院短期大学 リハビリテーション学科 理学療法学専攻＊	宮城県仙台市太白区長町4-3-55	022-217-8885

■ 東海・北陸

名称	所在地	電話番号
平成医療短期大学 リハビリテーション学科 理学療法専攻	岐阜県岐阜市黒野180	058-234-3324
岐阜保健短期大学 リハビリテーション学科 理学療法学専攻	岐阜県岐阜市東鶉2-92	058-274-5001
愛知医療学院短期大学 リハビリテーション学科 理学療法学専攻	愛知県清須市一場519	052-409-3311

■ 近畿

名称	所在地	電話番号
福井医療短期大学 リハビリテーション学科 理学療法学専攻	福井県福井市江上町55字鳥町13-1	0776-59-2200
白鳳女子短期大学　総合人間学科 リハビリテーション学専攻	奈良県北葛城郡王寺町葛下1-7-17	0745-32-7890

付録4 ●理学療法士・作業療法士の養成校一覧

4年制専門学校

※夜間部の学校（★）や、昼間部と夜間部が併設されている学校（＊）もあります。

■北海道・東北

名称	所在地	電話番号
札幌医学技術福祉歯科専門学校　理学療法士科	北海道札幌市中央区南5条西11丁目1289-5	011-513-2111
札幌リハビリテーション専門学校　理学療法士科	北海道札幌市中央区北4条西19丁目1-3	011-616-2221
専門学校日本福祉リハビリテーション学院　理学療法学科	北海道恵庭市恵み野西6-17-3	0123-37-4520
専門学校北海道リハビリテーション大学校　理学療法学科	北海道札幌市中央区南3条西1丁目	011-272-3364
北都保健福祉専門学校　理学療法学科	北海道旭川市緑が丘東1条2丁目1-28	0166-66-2500
東北メディカル学院　理学療法学科	青森県三戸郡五戸町苗代沢3-638	0178-61-0606
仙台医健専門学校　理学療法科 ＊	宮城県仙台市若林区新寺2-1-11	0120-282-134
仙台保健福祉専門学校　理学療法科	宮城県仙台市泉区明通2-1-1	0120-329-083
山形医療技術専門学校　理学療法学科	山形県山形市前明石水下367	023-645-1123
郡山健康科学専門学校　理学療法学科	福島県郡山市図景2-9-3	024-936-7777

■関東・信越

名称	所在地	電話番号
アール医療福祉専門学校　理学療法学科	茨城県土浦市湖北2-10-35	029-824-7611
マロニエ医療福祉専門学校　理学療法学科	栃木県栃木市今泉町2-6-22	0282-28-0020
太田医療技術専門学校　理学療法学科	群馬県太田市東長岡町1373	0276-25-2414
前橋医療福祉専門学校　理学療法学科	群馬県前橋市石関町122-6	027-269-1600
埼玉医療福祉専門学校　理学療法学科	埼玉県上尾市井戸木2-2-1	048-786-0077
千葉医療福祉専門学校　理学療法学科	千葉県君津市上湯江1019	0439-55-4001
藤リハビリテーション学院　理学療法学科	千葉県成田市押畑908-1	0476-23-3675
八千代リハビリテーション学院　理学療法学科 ★	千葉県八千代市八千代台北11-1-30	047-481-7320
首都医校　療法学部 理学療法学科 ＊	東京都新宿区西新宿1-7-3	03-3346-3000
専門学校社会医学技術学院　理学療法学科（夜間部）★	東京都小金井市中町2-22-32	042-384-1030
専門学校東京医療学院　理学療法学科（夜間部）★	東京都中央区新川1-10-18	03-3552-8511
専門学校東都リハビリテーション学院　理学療法学科 ＊	東京都目黒区大橋2-4-2	03-3468-4656
東京メディカル・スポーツ専門学校　理学療法士科 ＊	東京都江戸川区西葛西3-1-16	03-5605-2930
東京リハビリテーション専門学校　理学療法学科	東京都江戸川区中央1-8-21	03-3674-0233
日本リハビリテーション専門学校　理学療法学科 ＊	東京都豊島区高田3-6-18	03-5954-1165
臨床福祉専門学校　理学療法学科（夜間部）★	東京都江東区塩浜2-22-10	03-5653-1711
茅ヶ崎リハビリテーション専門学校　理学療法学科	神奈川県茅ヶ崎市南湖1-6-11	0467-88-6611
横浜リハビリテーション専門学校　理学療法学科	神奈川県横浜市戸塚区品濃町550-1	045-826-7550
長野医療技術専門学校　理学療法学科	長野県長野市川中島町今井原11-1	026-283-6111

■東海・北陸

名称	所在地	電話番号
富山医療福祉専門学校　理学療法学科	富山県滑川市柳原149-9	076-476-0001
専門学校中央医療健康大学校　理学療法学科	静岡県静岡市駿河区曲金6-7-15	054-202-8700
専門学校白寿医療学院　理学療法学科	静岡県伊豆の国市南江間1949	055-947-5311
中部リハビリテーション専門学校　理学療法学科二部 ★	愛知県名古屋市中村区寿町7	052-461-1677
トライデントスポーツ医療看護専門学校　理学療法学科	愛知県名古屋市千種区今池1-5-31	052-735-1608
名古屋医専　理学療法学科 *	愛知県名古屋市中村区名駅4-27-1	052-582-3000
理学・作業名古屋専門学校　理学療法学科	愛知県名古屋市中村区則武1-1-4	052-454-3500
伊勢志摩リハビリテーション専門学校　理学療法学科	三重県伊勢市御薗町高向1658	0596-24-2540
専門学校ユマニテク医療福祉大学校　理学療法学科	三重県四日市市塩浜本町2-36	059-349-6033

■近畿

名称	所在地	電話番号
若狭医療福祉専門学校　理学療法科	福井県三方郡美浜町大薮7-24-2	0770-32-1000
京都医健専門学校　理学療法科 *	京都府京都市中京区三条通室町西入衣棚町51-2	0120-448-808
大阪医専　療法学部 理学療法学科 *	大阪府大阪市北区大淀中1-10-3	06-6452-0110
大阪医療福祉専門学校　理学療法士学科（夜間部）★	大阪府大阪市淀川区宮原1-2-14	06-6393-2288
関西医科専門学校　理学療法学科Ⅱ ★	大阪府大阪市北区末広町3-27	06-6356-5000
履正社医療スポーツ専門学校　理学療法学科 *	大阪府大阪市淀川区十三本町3-4-21	06-6305-6592
神戸医療福祉専門学校 三田校　理学療法士科	兵庫県三田市福島501-85	079-563-1222
和歌山国際厚生学院　理学療法学科	和歌山県和歌山市北野229-2	073-462-0300

■中国・四国

名称	所在地	電話番号
YMCA米子医療福祉専門学校　理学療法士科	鳥取県米子市錦海町3-3-2	0859-35-3181
島根リハビリテーション学院　理学療法学科	島根県仁多郡奥出雲町三成1625-1	0854-54-0001
リハビリテーションカレッジ島根　理学療法学科	島根県浜田市三隅町古市場2086-1	0855-32-3260
朝日リハビリテーション専門学校　理学療法学科 *	岡山県岡山市北区桑田町2-21	086-223-4111
玉野総合医療専門学校　理学療法学科	岡山県玉野市築港1-1-20	0863-31-6830
朝日医療専門学校 福山校　理学療法学科 *	広島県福山市引野町南1-6-45	084-946-6780
YICリハビリテーション大学校　理学療法学科	山口県宇部市西宇部南4-11-1	0836-45-1000
山口コ・メディカル学院　理学療法学科	山口県山口市富田原町2-24	083-933-0550
四国医療専門学校　理学療法学科	香川県宇多津町浜五番丁62-1	0877-41-2323
河原医療大学校　理学療法学科	愛媛県松山市花園町3-6	089-915-5355
高知リハビリテーション学院　理学療法学科	高知県土佐市高岡町乙1139-3	088-850-2311
土佐リハビリテーションカレッジ　理学療法学科	高知県高知市大津乙2500-2	088-866-6119

付録4 ●理学療法士・作業療法士の養成校一覧

■九州・沖縄

名称	所在地	電話番号
麻生リハビリテーション大学校 理学療法学科 ★	福岡県福岡市博多区東比恵3-2-1	092-436-6606
小倉リハビリテーション学院 理学療法学科 ★	福岡県北九州市小倉南区葛原東2-2-10	093-473-8005
久留米リハビリテーション学院　理学療法学科	福岡県八女郡広川町水原1541	0943-32-7700
福岡医健専門学校　理学療法科	福岡県福岡市博多区石城町7-30	092-262-2119
福岡医療専門学校　理学療法科	福岡県福岡市早良区祖原3-1	092-833-6120
福岡天神医療リハビリ専門学校 理学療法学科 ★	福岡県福岡市中央区渡辺通4-3-7	092-738-7823
福岡リハビリテーション専門学校 理学療法学科 ＊	福岡県福岡市博多区博多駅前3-29-17	092-475-1000
福岡和白リハビリテーション学院 理学療法学科	福岡県福岡市東区和白丘2-1-13	092-608-8600
医療福祉専門学校緑生館　理学療法学科	佐賀県鳥栖市西新町1428-566	0942-84-5100
こころ医療福祉専門学校　理学療法科	長崎県長崎市上銭座町11-8	095-846-5561
長崎リハビリテーション学院 理学療法学科二部 ★	長崎県大村市赤佐古町42	0957-53-7883
九州中央リハビリテーション学院 理学療法学科 ＊	熊本県熊本市中央区本山3-3-84	096-322-2200
熊本駅前看護リハビリテーション学院 理学療法学科	熊本県熊本市西区春日2-1-15	096-212-0711
熊本総合医療リハビリテーション学院 理学療法学科	熊本県熊本市東区小山2-25-35	096-389-1133
メディカル・カレッジ青照館　理学療法学科	熊本県宇城市三角町波多2864-111	0964-54-2211
鹿児島医療技術専門学校 理学療法学科 ＊	鹿児島県鹿児島市平川町宇宇都口5417-1	099-261-6161
沖縄リハビリテーション福祉学院 理学療法学科 ★	沖縄県島尻郡与那原町板良敷1380-1	098-946-1000

3年制専門学校

※夜間部の学校（★）や、昼間部と夜間部が併設されている学校（＊）もあります。

■北海道・東北

名称	所在地	電話番号
札幌医療リハビリ専門学校　理学療法学科 ＊	北海道札幌市北区北6条西1丁目3-1	0120-36-5551
北海道千歳リハビリテーション学院 理学療法学科	北海道千歳市里美2-10	0123-28-5331
岩手リハビリテーション学院　理学療法学科	岩手県盛岡市長田町15-16	019-654-2788
仙台リハビリテーション専門学校 理学療法学科	宮城県仙台市泉区長命ヶ丘4-15-1	022-772-0511
東北保健医療専門学校　理学療法科	宮城県仙台市青葉区花京院1-3-1	022-745-0001

■関東・信越

名称	所在地	電話番号
医療専門学校水戸メディカルカレッジ 理学療法学科	茨城県水戸市東原3-2-5	029-303-7033
葵メディカルアカデミー　理学療法科	埼玉県深谷市原郷495-1	048-573-9321
上尾中央医療専門学校　理学療法学科	埼玉県上尾市大字平塚678-1	048-778-3232

名称	所在地	電話番号
専門学校医学アカデミー　理学療法科 ＊	埼玉県川越市中台元町1-18-1	049-245-6853
国際医療福祉専門学校　理学療法学科	千葉県千葉市中央区村田町336-8	043-208-1600
千葉・柏リハビリテーション学院 理学療法学科	千葉県柏市大井2673-1	04-7190-3000
八千代リハビリテーション学院 理学療法学科	千葉県八千代市八千代台北11-1-30	047-481-7320
筑波大学附属視覚特別支援学校 高等部専攻科　理学療法科 ※視覚障害者対象	東京都文京区目白台3-27-6	03-3943-5421
関東リハビリテーション専門学校 理学療法学科	東京都立川市錦町6-2-9	042-529-6655
専門学校社会医学技術学院　理学療法学科	東京都小金井市中町2-22-32	042-384-1030
専門学校東京医療学院　理学療法学科	東京都中央区新川1-10-18	03-3552-8511
多摩リハビリテーション学院　理学療法学科	東京都青梅市根ヶ布1-642-1	0428-21-2001
東京衛生学園専門学校 リハビリテーション学科	東京都大田区大森北4-1-1	03-3763-6621
臨床福祉専門学校　理学療法学科	東京都江東区塩浜2-22-10	03-5653-1711
晴陵リハビリテーション学院　理学療法学科	新潟県長岡市日越319	0258-47-4690
新潟保健医療専門学校　理学療法学科	新潟県新潟市中央区花園2-2-7	025-240-0003
信州リハビリテーション専門学校 理学療法学科	長野県塩尻市贄川1215-2	0264-34-1023

■東海・北陸

名称	所在地	電話番号
国際医療福祉専門学校 七尾校　理学療法学科	石川県七尾市藤橋町西部1	0767-54-0177
専門学校金沢リハビリテーション アカデミー　理学療法学科	石川県金沢市清川町2-10	076-280-8151
静岡医療科学専門学校　理学療法学科	静岡県浜松市浜北区平口2000	053-585-1551
富士リハビリテーション専門学校 理学療法学科	静岡県富士市伝法2527-1	0545-55-3888
国立病院機構東名古屋病院附属 リハビリテーション学院　理学療法学科	愛知県名古屋市名東区梅森坂5-101	052-801-1157
あいち福祉医療専門学校　理学療法学科	愛知県名古屋市熱田区金山町1-7-13	052-678-8101
国際医学技術専門学校　理学療法学科	愛知県名古屋市西区則武新町3-1-46	052-561-1166
専門学校星城大学リハビリテーション学院 理学療法学科 ＊	愛知県名古屋市中区栄1-14-26	052-231-5335
中部リハビリテーション専門学校 理学療法学科一部	愛知県名古屋市中村区寿町7	052-461-1677
東海医療科学専門学校　理学療法科	愛知県名古屋市中村区名駅南2-7-2	052-588-2977

■近畿

名称	所在地	電話番号
滋賀医療技術専門学校　理学療法学科	滋賀県東近江市北坂町967	0749-46-2311
大阪府立視覚支援学校　専修部 理学療法科 ※視覚障害者対象	大阪府大阪市住吉区山之内1-10-12	06-6693-3471
大阪医療福祉専門学校　理学療法士学科 （昼間部）	大阪府大阪市淀川区宮原1-2-14	06-6393-2288
大阪リハビリテーション専門学校 理学療法学科 ★	大阪府大阪市北区天満1-17-3	06-6354-0091
関西医科専門学校　理学療法学科Ⅰ	大阪府大阪市北区末広町3番27号	06-6356-5000

付録4 ●理学療法士・作業療法士の養成校一覧

関西医療学園専門学校　理学療法学科	大阪府大阪市住吉区苅田6-18-13	06-6699-2222
近畿リハビリテーション学院 第一理学療法学科／第二理学療法学科 *	大阪府摂津市三島3-3-2	06-6381-3282
清恵会第二医療専門学院　理学療法士科	大阪府堺市堺区向陵西町4-5-9	072-222-6226
阪奈中央リハビリテーション専門学校 理学療法学科	大阪府四条畷市田原台6-2-1	0743-78-8711
関西総合リハビリテーション専門学校 理学療法学科	兵庫県淡路市志筑新島7-4	0799-60-3600
神戸総合医療専門学校　理学療法士科	兵庫県神戸市須磨区友が丘7-1-21	078-795-8000
神戸リハビリテーション福祉専門学校 理学療法学科	兵庫県神戸市中央区古湊通1-2-2	078-361-2888
西はりま医療専門学校　理学療法学科	兵庫県赤穂市元町5-9	0791-45-1117
ハーベスト医療福祉専門学校　理学療法学科 *	兵庫県姫路市南駅前町91-6	079-224-1777
平成リハビリテーション専門学校 理学療法学科 *	兵庫県西宮市津門西口町2-26	0798-38-1288
関西学研医療福祉学院　理学療法学科	奈良県奈良市右京1-1-5	0742-72-0600
奈良リハビリテーション専門学校　理学療法学科	奈良県生駒市東生駒1-77-3	0743-73-9861

■中国・四国

名称	所在地	電話番号
出雲医療看護専門学校　理学療法士学科	島根県出雲市今市町1151-1	0853-25-7034
松江総合医療専門学校　理学療法士学科	島根県松江市上大野町2081-4	0852-88-3131
岡山医療技術専門学校　理学療法学科	岡山県岡山市北区大供3-2-18	086-233-8020
倉敷リハビリテーション学院　理学療法学科	岡山県倉敷市幸町12-3	086-486-3226
専門学校川崎リハビリテーション学院 理学療法学科	岡山県倉敷市松島672	086-464-1179
下関看護リハビリテーション学校 理学療法学科	山口県下関市竹崎町3-4-17	083-222-0606
徳島医療福祉専門学校　理学療法学科	徳島県勝浦郡勝浦町大字三溪字平128-1	0885-42-4810
徳島健祥会福祉専門学校　理学療法学科	徳島県徳島市国府町東高輪	088-642-9666
専門学校穴吹リハビリテーションカレッジ 理学療法学科	香川県高松市上天神町722-1	087-815-3300
愛媛十全医療学院　理学療法学科	愛媛県東温市南方561	089-966-4573
四国中央医療福祉総合学院　理学療法学科	愛媛県四国中央市中之庄町1684-10	0896-24-1000
高知医療学院　理学療法学科	高知県高知市長浜6012-10	088-842-0412

■九州・沖縄

名称	所在地	電話番号
麻生リハビリテーション大学校　理学療法学科	福岡県福岡市博多区東比恵3-2-1	092-436-6606
北九州リハビリテーション学院　理学療法学科	福岡県京都郡苅田町上片島1575	0930-23-3653
九州医療スポーツ専門学校　理学療法学科	福岡県北九州市小倉北区片野3-5-16	093-932-5100
小倉リハビリテーション学院　理学療法学科	福岡県北九州市小倉南区葛原東2-2-10	093-473-8005
専門学校柳川リハビリテーション学院 理学療法学科	福岡県柳川市上宮永町116-1	0944-72-1001
福岡国際医療福祉学院　理学療法学科	福岡県福岡市早良区百道浜3-6-40	092-832-1166
福岡天神医療リハビリ専門学校　理学療法学科	福岡県福岡市中央区渡辺通4-3-7	092-738-7823
福岡和白リハビリテーション学院 理学療法学科	福岡県福岡市東区和白丘2-1-13	092-608-8600

付録　各種施設の一覧

武雄看護リハビリテーション学校 理学療法学科	佐賀県武雄市武雄町大字富岡12623	0954-23-6700
長崎医療技術専門学校　理学療法学科	長崎県長崎市愛宕1-36-59	095-827-8868
長崎リハビリテーション学院 理学療法学科一部	長崎県大村市赤佐古町42	0957-53-7883
大分リハビリテーション専門学校 理学療法士科	大分県大分市千代町3-22	097-535-0201
藤華医療技術専門学校リハビリ学館 理学療法学科	大分県豊後大野市三重町内田2706-1	0974-22-3800
宮崎医療福祉専門学校　理学療法士養成学科	宮崎県西都市清水1000	0983-42-1010
宮崎リハビリテーション学院　理学療法学科	宮崎県宮崎市大字小松1119-62	0985-48-2734
鹿児島医療福祉専門学校　理学療法学科	鹿児島県鹿児島市田上8-21-3	099-281-9911
鹿児島第一医療リハビリ専門学校 理学療法学科	鹿児島県霧島市国分中央1-12-42	0995-48-5551
神村学園専修学校　理学療法学科	鹿児島県いちき串木野市別府4460	0996-32-3232
沖縄リハビリテーション福祉学院 理学療法学科	沖縄県島尻郡与那原町板良敷1380-1	098-946-1000
琉球リハビリテーション学院 理学療法学科 ＊	沖縄県国頭郡金武町金武4348-2	098-983-2130

●作業療法士

4年制大学

■北海道・東北

名称	所在地	電話番号
北海道大学　医学部保健学科 作業療法学専攻	北海道札幌市北区北12条西5丁目	011-706-3315
札幌医科大学　保健医療学部 作業療法学科	北海道札幌市中央区南1条西17丁目	011-611-2111
北海道医療大学 リハビリテーション科学部 作業療法学科	北海道石狩郡当別町金沢1757	0133-23-1211
北海道文教大学　人間科学部 作業療法学科	北海道恵庭市黄金中央5丁目196-1	0123-34-0019
弘前大学　医学部保健学科 作業療法学専攻	青森県弘前市本町66-1	0172-33-5111
弘前医療福祉大学　保健学部医療技術学科 作業療法学専攻	青森県弘前市大字小比内3-18-1	0172-27-1001
東北福祉大学　健康科学部 リハビリテーション学科 作業療法専攻	宮城県仙台市青葉区国見1-8-1	022-233-3111
東北文化学園大学　医療福祉学部 リハビリテーション学科 作業療法学専攻	宮城県仙台市青葉区国見6-45-1	022-233-3330
秋田大学　医学部保健学科 作業療法学専攻	秋田県秋田市本道1-1-1	018-884-6504
山形県立保健医療大学　保健医療学部 作業療法学科	山形県山形市上柳260	023-686-6611

■関東・信越

名称	所在地	電話番号
茨城県立医療大学　保健医療学部 作業療法学科	茨城県稲敷郡阿見町阿見4669-2	029-888-4000
国際医療福祉大学　保健医療学部 作業療法学科	栃木県大田原市北金丸2600-1	0287-24-3000
群馬大学　医学部保健学科 作業療法学専攻	群馬県前橋市昭和町3-39-22	027-220-7111
群馬医療福祉大学　リハビリテーション学部 リハビリテーション学科 作業療法専攻	群馬県前橋市本町2-12-1 前橋プラザ元気21内（6・7F）	027-210-1294

付録4 ●理学療法士・作業療法士の養成校一覧

名称	所在地	電話番号
埼玉県立大学　保健医療福祉学部 作業療法学科	埼玉県越谷市三野宮820	048-971-0500
日本医療科学大学　保健医療学部 リハビリテーション学科 作業療法学専攻	埼玉県入間郡毛呂山町下川原1276	049-294-9000
文京学院大学　保健医療技術学部 作業療法学科	埼玉県ふじみ野市亀久保1196	049-261-6488
目白大学　保健医療学部 作業療法学科	埼玉県さいたま市岩槻区浮谷320	048-797-2111
千葉県立保健医療大学　健康科学部 リハビリテーション学科 作業療法学専攻	千葉県千葉市美浜区若葉2-10-1	043-296-2000
帝京平成大学　地域医療学部 作業療法学科	千葉県市原市うるいど南4-1	0436-74-5511
首都大学東京　健康福祉学部 作業療法学科	東京都荒川区東尾久7-2-10	03-3819-1211
杏林大学　保健学部 作業療法学科	東京都八王子市宮下町476	042-691-0011
帝京平成大学　健康メディカル学部 作業療法学科	東京都豊島区東池袋2-51-4	03-5843-3111
東京医療学院大学　保健医療学部 リハビリテーション学科 作業療法学専攻	東京都多摩市落合4-11	042-373-8118
東京工科大学　医療保健学部 作業療法学科	東京都大田区西蒲田5-23-22	03-6424-2111
神奈川県立保健福祉大学　保健福祉学部 リハビリテーション学科 作業療法学専攻	神奈川県横須賀市平成町1-10-1	046-828-2500
北里大学　医療衛生学部 リハビリテーション学科 作業療法学専攻	神奈川県相模原市南区北里1-15-1	042-778-8111
国際医療福祉大学　小田原保健医療学部 作業療法学科	神奈川県小田原市城山1-2-25	0465-21-0361
昭和大学　保健医療学部 作業療法学科	神奈川県横浜市緑区十日市場町1865	045-985-6500
新潟医療福祉大学　医療技術学部 作業療法学科	新潟県新潟市北区島見町1398	025-257-4455
新潟リハビリテーション大学　医療学部リハビリテーション学科 作業療法学専攻	新潟県村上市上の山2-16	0254-56-8292
健康科学大学　健康科学部 作業療法学科	山梨県南都留郡富士河口湖町小立7187	0555-83-5200
帝京科学大学　医療科学部 作業療法学科	山梨県上野原市ハツ沢2525	0554-63-4411
信州大学　医学部保健学科 作業療法学専攻	長野県松本市旭3-1-1	0263-37-2356

■東海・北陸

名称	所在地	電話番号
金沢大学　医薬保健学域保健学類 作業療法学専攻	石川県金沢市小立野5-11-80	076-265-2500
金城大学　医療健康学部 作業療法学科	石川県白山市笠間町1200	076-276-4400
聖隷クリストファー大学 リハビリテーション学部 作業療法学科	静岡県浜松市北区三方原町3453	053-439-1400
常葉大学　保健医療学部 作業療法学科	静岡県浜松市北区都田町1230	053-428-3511
名古屋大学　医学部保健学科 作業療法学専攻	愛知県名古屋市東区大幸南1-1-20	052-719-1504
星城大学　リハビリテーション学部 リハビリテーション学科 作業療法学専攻	愛知県東海市富貴ノ台2-172	052-601-6000
中部大学　生命健康科学部 作業療法学科	愛知県春日井市松本町1200	0568-51-1111
日本福祉大学　健康科学部 リハビリテーション学科 作業療法学専攻	愛知県半田市東生見町26-2	0569-20-0111
藤田保健衛生大学　医療科学部 リハビリテーション学科 作業療法専攻	愛知県豊明市沓掛町田楽ヶ窪1-98	0562-93-2504

■ 近畿

名称	所在地	電話番号
京都大学　医学部人間健康科学科 作業療法学専攻	京都府京都市左京区聖護院川原町53	075-751-3906
佛教大学　保健医療技術学部 作業療法学科	京都府京都市中京区西ノ京東栂尾町7	075-491-2141
大阪府立大学　地域保健学域総合リハビリテーション学類 作業療法学専攻	大阪府羽曳野市はびきの3-7-30	072-950-2111
藍野大学　医療保健学部 作業療法学科	大阪府茨木市東太田4-5-4	072-627-1711
大阪河﨑リハビリテーション大学 リハビリテーション学部 リハビリテーション学科 作業療法学専攻	大阪府貝塚市水間158	072-446-6700
大阪保健医療大学　保健医療学部 リハビリテーション学科 作業療法学専攻	大阪府大阪市北区天満1-9-27	06-6354-0091
関西福祉科学大学　保健医療学部 リハビリテーション学科 作業療法学専攻	大阪府柏原市旭ヶ丘3-11-1	072-978-0088
四條畷学園大学　リハビリテーション学部 作業療法学専攻	大阪府大東市北条5-11-10	072-863-5043
神戸大学　医学部保健学科 作業療法学専攻	兵庫県神戸市須磨区友が丘7-10-2	078-792-2555
神戸学院大学　総合リハビリテーション学部 作業療法学科 ※平成27年4月より学科改組	兵庫県神戸市西区伊川谷町有瀬518	078-974-1551
姫路獨協大学　医療保健学部 作業療法学科	兵庫県姫路市上大野7-2-1	079-223-2211
兵庫医療大学　リハビリテーション学部 作業療法学科	兵庫県神戸市中央区港島1-3-6	078-304-3000

■ 中国・四国

名称	所在地	電話番号
川崎医療福祉大学　医療技術学部 リハビリテーション学科 作業療法専攻	岡山県倉敷市松島288	086-462-1111
吉備国際大学　保健医療福祉学部 作業療法学科	岡山県高梁市伊賀町8	0866-22-9454
広島大学　医学部保健学科 作業療法学専攻	広島県広島市南区霞1-2-3	082-257-5555
県立広島大学　保健福祉学部 作業療法学科	広島県三原市学園町1-1	0848-60-1120
広島国際大学　総合リハビリテーション学部 リハビリテーション学科 作業療法学専攻	広島県東広島市黒瀬学園台555-36	0823-70-4500
広島都市学園大学　健康科学部 リハビリテーション学科 作業療法学専攻	広島県広島市安佐南区大塚東3-2-1	082-849-6883

■ 九州・沖縄

名称	所在地	電話番号
九州栄養福祉大学　リハビリテーション学部 作業療法学科	福岡県北九州市小倉南区葛原高松1-5-1	093-561-2136
国際医療福祉大学　福岡保健医療学部 作業療法学科	福岡県大川市榎津137-1	0944-89-2000
帝京大学　福岡医療技術学部 作業療法学科	福岡県大牟田市岬町6-22	0944-57-8333
西九州大学　リハビリテーション学部 リハビリテーション学科 作業療法学専攻	佐賀県神埼市神埼町尾崎4490-9	0952-52-4191
長崎大学　医学部保健学科 作業療法学専攻	長崎県長崎市坂本1-7-1	095-819-7900
熊本保健科学大学　保健科学部 リハビリテーション学科 生活機能療法学専攻	熊本県熊本市北区和泉町325	096-275-2111
九州保健福祉大学　保健科学部 作業療法学科	宮崎県延岡市吉野町1714-1	0982-23-5555
鹿児島大学　医学部保健学科 作業療法学専攻	鹿児島県鹿児島市桜ヶ丘8-35-1	099-275-5111

付録4 ●理学療法士・作業療法士の養成校一覧

3年制短期大学

■北海道・東北

名称	所在地	電話番号
仙台青葉学院短期大学 リハビリテーション学科 作業療法学専攻	宮城県仙台市太白区長町4-3-55	022-217-8885

■東海・北陸

名称	所在地	電話番号
岐阜保健短期大学　リハビリテーション学科 作業療法学専攻	岐阜県岐阜市東鶉2-92	058-274-5001
愛知医療学院短期大学 リハビリテーション学科 作業療法学専攻	愛知県清須市一場519	052-409-3311

■近畿

名称	所在地	電話番号
福井医療短期大学　リハビリテーション学科 作業療法学専攻	福井県福井市江上町55字鳥町13-1	0776-59-2200

4年制専門学校

※夜間部の学校（★）や、昼間部と夜間部が併設されている学校（＊）もあります。

■北海道・東北

名称	所在地	電話番号
札幌リハビリテーション専門学校　作業療法士科	北海道札幌市中央区北4条西19丁目1-3	011-616-2221
専門学校日本福祉リハビリテーション学院　作業療法学科	北海道恵庭市恵み野西6-17-3	0123-37-4520
専門学校北海道リハビリテーション大学校　作業療法学科	北海道札幌市中央区南3条西1丁目	011-272-3364
北都保健福祉専門学校　作業療法学科	北海道旭川市緑が丘東1条2丁目1-28	0166-66-2500
東北メディカル学院　作業療法学科	青森県三戸郡五戸町苗代沢3-638	0178-61-0606
仙台保健福祉専門学校　作業療法科	宮城県仙台市泉区明通2-1-1	0120-329-083
山形医療技術専門学校　作業療法学科	山形県山形市大字前明石字水下367	023-645-1123
郡山健康科学専門学校　作業療法学科	福島県郡山市図景2-9-3	024-936-7777

■関東・信越

名称	所在地	電話番号
アール医療福祉専門学校　作業療法学科	茨城県土浦市湖北2-10-35	029-824-7611
マロニエ医療福祉専門学校　作業療法学科	栃木県栃木市今泉町2-6-22	0282-28-0020
太田医療技術専門学校　作業療法学科	群馬県太田市東長岡町1373	0276-25-2414
前橋医療福祉専門学校　作業療法学科	群馬県前橋市石関町122-6	027-269-1600
千葉医療福祉専門学校　作業療法学科	千葉県君津市上湯江1019	0439-55-4001
関東リハビリテーション専門学校 作業療法学科 ★	東京都立川市錦町6-2-9	042-529-6655
首都医校　作業療法学科 ＊	東京都新宿区西新宿1-7-3	03-3346-3000
彰栄リハビリテーション専門学校 作業療法学科夜間部 ★	東京都板橋区板橋1-42-15	03-5943-0411
専門学校社会医学技術学院　作業療法学科（夜間部）★	東京都小金井市中町2-22-32	042-384-1030

付　録　各種施設の一覧

名称	所在地	電話番号
日本リハビリテーション専門学校　作業療法学科 ＊	東京都豊島区高田3-6-18	03-5954-1165
茅ヶ崎リハビリテーション専門学校　作業療法学科	神奈川県茅ヶ崎市南湖1-6-11	0467-88-6611
横浜YMCA学院専門学校　作業療法科	神奈川県横浜市中区常盤町1-7	045-641-5785
横浜リハビリテーション専門学校　作業療法学科	神奈川県横浜市戸塚区品濃町550-1	045-826-7550
長野医療技術専門学校　作業療法学科	長野県長野市川中島町今井原11-1	026-283-6111

■東海・北陸

名称	所在地	電話番号
富山医療福祉専門学校　作業療法学科	富山県滑川市柳原149-9	076-476-0001
名古屋医専　作業療法学科 ＊	愛知県名古屋市中村区名駅4-27-1	052-582-3000
理学・作業名古屋専門学校　作業療法学科	愛知県名古屋市中村区則武1-1-4	052-454-3500
専門学校ユマニテク医療福祉大学校　作業療法学科	三重県四日市市塩浜本町2-36	059-349-2288

■近畿

名称	所在地	電話番号
京都医健専門学校　作業療法科	京都府京都市中京区三条通室町西入衣棚町51-2	0120-448-808
大阪医専　作業療法学科 ＊	大阪府大阪市北区大淀中1-10-3	06-6452-0110
大阪医療福祉専門学校　作業療法士学科（夜間部）★	大阪府大阪市淀川区宮原1-2-14	06-6393-2288
神戸医療福祉専門学校　作業療法士科	兵庫県三田市福島501-85	079-563-1222

■中国・四国

名称	所在地	電話番号
YMCA米子医療福祉専門学校　作業療法士科	鳥取県米子市錦海町3-3-2	0859-35-3181
島根リハビリテーション学院　作業療法学科	島根県仁多郡奥出雲町三成1625-1	0854-54-0001
リハビリテーションカレッジ島根　作業療法学科	島根県浜田市三隅町古市場2086-1	0855-32-3260
玉野総合医療専門学校　作業療法学科	岡山県玉野市築港1-1-20	0863-31-6830
朝日医療専門学校 福山校　作業療法学科	広島県福山市引野町南1-6-45	084-946-6780
専門学校YICリハビリテーション大学校　作業療法学科	山口県宇部市西宇部南4-11-1	0836-45-1000
山口コ・メディカル学院　作業療法学科	山口県山口市富田原町2-24	083-933-0550
四国医療専門学校　作業療法学科	香川県綾歌郡宇多津町浜五番丁62-1	0877-41-2323
河原医療大学校　作業療法学科	愛媛県松山市花園町3-6	089-915-5355
高知リハビリテーション学院　作業療法学科	高知県土佐市高岡町乙1139-3	088-850-2311
土佐リハビリテーションカレッジ　作業療法学科	高知県高知市大津乙2500-2	088-866-6119

■九州・沖縄

名称	所在地	電話番号
麻生リハビリテーション大学校　作業療法学科（夜間部）★	福岡県福岡市博多区東比恵3-2-1	092-436-6606
久留米リハビリテーション学院　作業療法学科	福岡県八女郡広川町水原1541	0943-32-7700
福岡医健専門学校　作業療法科	福岡県福岡市博多区石城町7-30	092-262-2119

付録4 ●理学療法士・作業療法士の養成校一覧

名称	所在地	電話番号
福岡リハビリテーション専門学校 作業療法学科	福岡県福岡市博多区博多駅前3-29-17	092-475-1000
医療福祉専門学校緑生館　作業療法学科	佐賀県鳥栖市西新町1428-566	0942-84-5100
九州中央リハビリテーション学院 作業療法学科	熊本県熊本市中央区本山3-3-84	096-322-2200
熊本駅前看護リハビリテーション学院 作業療法学科	熊本県熊本市西区春日2-1-15	096-212-0711
熊本総合医療リハビリテーション学院 作業療法学科	熊本県熊本市東区小山2-25-35	096-389-1133
メディカル・カレッジ青照館　作業療法学科	熊本県宇城市三角町波多2864-111	0964-54-2211
鹿児島医療技術専門学校 作業療法学科＊	鹿児島県鹿児島市平川町字宇都口5417-1	099-261-6161
沖縄リハビリテーション福祉学院 作業療法学科（夜間部）★	沖縄県島尻郡与那原町板良敷1380-1	098-946-1000

3年制専門学校

※夜間部の学校（★）や、昼間部と夜間部が併設されている学校（＊）もあります。

■北海道・東北

名称	所在地	電話番号
札幌医療リハビリ専門学校 作業療法学科＊	北海道札幌市北区北6条西1丁目3-1	0120-36-5551
北海道千歳リハビリテーション学院 作業療法学科	北海道千歳市里美2-10	0123-28-5331
岩手リハビリテーション学院　作業療法学科	岩手県盛岡市長田町15-16	019-654-2788
仙台リハビリテーション専門学校 作業療法学科	宮城県仙台市泉区長命ヶ丘4-15-1	022-772-0511
東北保健医療専門学校　作業療法科	宮城県仙台市青葉区花京院1-3-1	022-745-0001

■関東・信越

名称	所在地	電話番号
上尾中央医療専門学校　作業療法学科	埼玉県上尾市大字平塚678-1	048-778-3232
八千代リハビリテーション学院 作業療法学科	千葉県八千代市八千代台北11-1-30	047-481-7320
彰栄リハビリテーション専門学校 作業療法学科	東京都板橋区板橋1-42-15	03-5943-0411
多摩リハビリテーション学院　作業療法学科	東京都青梅市根ヶ布1-642-1	0428-21-2001
東京YMCA医療福祉専門学校 作業療法学科	東京都国立市富士見台2-35-11	042-577-5521
東京福祉専門学校　作業療法士科＊	東京都江戸川区西葛西5-10-32	03-3804-1515
晴陵リハビリテーション学院　作業療法学科	新潟県長岡市大字日越319	0258-47-4690

■東海・北陸

名称	所在地	電話番号
国際医療福祉専門学校 七尾校　作業療法学科	石川県七尾市藤橋町西部1	0767-54-0177
専門学校金沢リハビリテーションアカデミー　作業療法学科	石川県金沢市清川町2-10	076-280-8151
サンビレッジ国際医療福祉専門学校 作業療法学科	岐阜県揖斐郡池田町白鳥104	0585-45-2220
平成医療専門学院　作業療法学科	岐阜県岐阜市黒野182	058-234-1199

付録　各種施設の一覧

237

静岡医療科学専門学校　作業療法学科	静岡県浜松市浜北区平口2000	053-585-1551
富士リハビリテーション専門学校　作業療法学科	静岡県富士市伝法2527-1	0545-55-3888
国立病院機構 東名古屋病院附属リハビリテーション学院　作業療法学科	愛知県名古屋市名東区梅森坂5-101	052-801-1157
あいち福祉医療専門学校　作業療法学科	愛知県名古屋市熱田区金山町1-7-13	052-678-8101
国際医学技術専門学校　作業療法学科	愛知県名古屋市西区則武新町3-8-26	052-562-0011
東海医療科学専門学校　作業療法科	愛知県名古屋市中村区名駅南2-7-2	052-588-2977

■近畿

名称	所在地	電話番号
滋賀医療技術専門学校　作業療法学科	滋賀県東近江市北坂町967	0749-46-2311
大阪医療福祉専門学校　作業療法士学科(昼間部)	大阪府大阪市淀川区宮原1-2-14	06-6393-2288
大阪リハビリテーション専門学校　作業療法学科 ★	大阪府大阪市北区天満1-17-3	06-6354-0091
阪奈中央リハビリテーション専門学校　作業療法学科	大阪府四條畷市田原台6-2-1	0743-78-8711
箕面学園福祉保育専門学校　作業療法学科	大阪府池田市八王寺1-1-25	072-751-2233
神戸総合医療専門学校　作業療法士科	兵庫県神戸市須磨区友が丘7-1-21	078-795-8000
関西総合リハビリテーション専門学校　作業療法学科	兵庫県淡路市志筑新島7-4	0799-60-3600
西はりま医療専門学校　作業療法学科	兵庫県赤穂市元町5-9	0791-45-1117
平成リハビリテーション専門学校　作業療法学科 ＊	兵庫県西宮市津門西口町2-26	0798-38-1288
関西学研医療福祉学院　作業療法学科	奈良県奈良市右京1-1-5	0742-72-0600

■中国・四国

名称	所在地	電話番号
松江総合医療専門学校　作業療法士科	島根県松江市上大野町2081-4	0852-88-3131
岡山医療技術専門学校　作業療法学科	岡山県岡山市北区大供3-2-18	086-233-8020
専門学校川崎リハビリテーション学院　作業療法学科	岡山県倉敷市松島672	086-464-1179
徳島医療福祉専門学校　作業療法学科	徳島県勝浦郡勝浦町大字三渓字平128-1	0885-42-4810
徳島健祥会福祉専門学校　作業療法学科	徳島県徳島市国府町東高輪	088-642-9666
専門学校穴吹リハビリテーションカレッジ　作業療法学科	香川県高松市上天神町722-1	087-815-3300
愛媛十全医療学院　作業療法学科	愛媛県東温市南方561	089-966-4573
四国中央医療福祉総合学院　作業療法学科	愛媛県四国中央市中之庄町1684-10	0896-24-1000
南愛媛医療アカデミー　作業療法学科	愛媛県宇和島市天神町4-5	0895-23-7770

■九州・沖縄

名称	所在地	電話番号
麻生リハビリテーション大学校　作業療法学科	福岡県福岡市博多区東比恵3-2-1	092-436-6606
北九州リハビリテーション学院　作業療法学科	福岡県京都郡苅田町上片島1575	0930-23-3653
小倉リハビリテーション学院　作業療法学科	福岡県北九州市小倉南区葛原東2-2-10	093-473-8005

付録4 ●理学療法士・作業療法士の養成校一覧

専門学校柳川リハビリテーション学院 作業療法学科	福岡県柳川市上宮永町116-1	0944-72-1001
福岡国際医療福祉学院　作業療法学科	福岡県福岡市早良区百道浜3-6-40	092-832-1166
福岡天神医療リハビリ専門学校 作業療法学科	福岡県福岡市中央区渡辺通4-3-7	092-738-7823
福岡和白リハビリテーション学院 作業療法学科	福岡県福岡市東区和白丘2-1-13	092-608-8600
長崎医療技術専門学校　作業療法学科	長崎県長崎市愛宕1-36-59	095-827-8868
長崎リハビリテーション学院　作業療法学科	長崎県大村市赤佐古町42	0957-53-7883
大分リハビリテーション専門学校 作業療法士科	大分県大分市千代町3-22	097-535-0201
藤華医療技術専門学校　作業療法学科	大分県豊後大野市三重町内田2706-1	0974-22-3800
宮崎保健福祉専門学校　作業療法学科	宮崎県宮崎市清武町木原5706	0985-85-8551
宮崎リハビリテーション学院　作業療法学科	宮崎県宮崎市大字小松1119-62	0985-48-2734
鹿児島第一医療リハビリ専門学校 作業療法学科	鹿児島県霧島市国分中央1-12-42	0995-48-5551
神村学園専修学校　作業療法学科	鹿児島県いちき串木野市別府4460	0996-32-3232
沖縄リハビリテーション福祉学院 作業療法学科	沖縄県島尻郡与那原町板良敷1380-1	098-946-1000
琉球リハビリテーション学院 作業療法学科 *	沖縄県国頭郡金武町金武4348-2	098-983-2130

付　録　各種施設の一覧

■著者略歴

梅方 久仁子（うめかた くにこ）

1959年、兵庫県生まれ。薬学部を卒業後、製薬会社勤務を経てフリーライターに。医療、福祉、健康、ITなど幅広い分野で活躍中。著書に『福祉・介護の資格と仕事 やりたい仕事がわかる本』(技術評論社)、『ゆっくり走れば健康になる』(中経出版)、『毎日30秒iPhoneで英語を学ぶ』(中経出版)など。また、『介護福祉士まるごとガイド』(日本介護福祉士会監修、ミネルヴァ書房)、『社会福祉士まるごとガイド』(日本社会福祉士会監修、ミネルヴァ書房)、『保健師まるごとガイド』(全国保健師教育機関協議会監修、ミネルヴァ書房)などの取材・執筆を担当。薬剤師、NR・サプリメントアドバイザー。

- カバーデザイン／イラスト　本橋恵美子
- 本文イラスト　安藤しげみ
- 本文デザイン／DTP　田中 望

■取材協力（五十音順）
医療法人社団 高輪会
公益財団法人 がん研究会
　　　　　　がん研有明病院
公益財団法人 東京都保健医療公社
　　　　　　豊島病院

医療・看護の資格と仕事
やりたい仕事がわかる本

2014年 10月5日　初版　第1刷発行

著　者　梅方 久仁子
発行者　片岡 巌
発行所　株式会社技術評論社
　　　　東京都新宿区市谷左内町21-13
　　　　電話 03-3513-6150　販売促進部
　　　　電話 03-3267-2272　書籍編集部
印刷・製本　日経印刷株式会社

定価はカバーに表示してあります。

本書の一部または全部を著作権の定める範囲を超え、無断で複写、複製、転載、テープ化、ファイルに落とすことを禁じます。

©2014　梅方 久仁子

造本には細心の注意を払っておりますが、万一、乱丁(ページの乱れ)や落丁(ページの抜け)がございましたら、小社販売促進部までお送りください。送料小社負担にてお取り替えいたします。

ISBN978-4-7741-6712-1 C2047
Printed in Japan

■お問い合わせについて

本書の内容に関するご質問は、下記の宛先までFAXまたは書面にてお送りください。弊社ホームページからメールでお問い合わせいただくこともできます。電話によるご質問、および本書に記載されている内容以外のご質問には、一切お答えできません。また、資格試験などに関するご質問は、試験実施団体にお問い合わせください。これらのことを、あらかじめご了承ください。
ご質問の際に記載いただいた個人情報は、回答の返信以外の目的には使用いたしません。また、返信後は速やかに削除させていただきます。

宛先：〒162-0846
　　　東京都新宿区市谷左内町21-13
　　　株式会社技術評論社　書籍編集部
　　　『医療・看護の資格と仕事
　　　　やりたい仕事がわかる本』係

FAX：03-3267-2269
URL：http://gihyo.jp/book